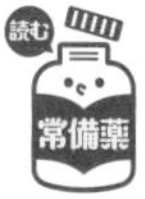

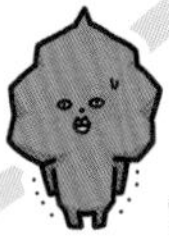
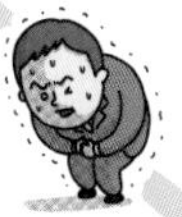

いちばんわかりやすい

過敏性腸症候群

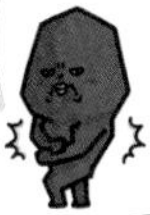
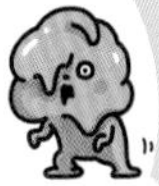

うんこ会議で
原因を徹底究明!

＼もう悩まない!／
おなかの不調との付き合い方

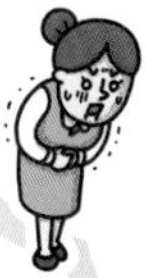
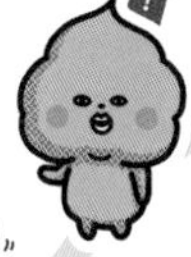

東急病院心療内科医長
東急㈱産業医

伊藤 克人
［監修］

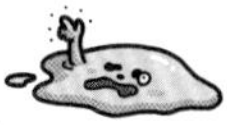
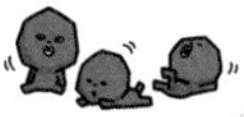

河出書房新社

心はいつも〝トイレ〟

どこへ行っても、
誰と会っても、
何をしていても、
考えるのは「おなかの調子」のことばかり。

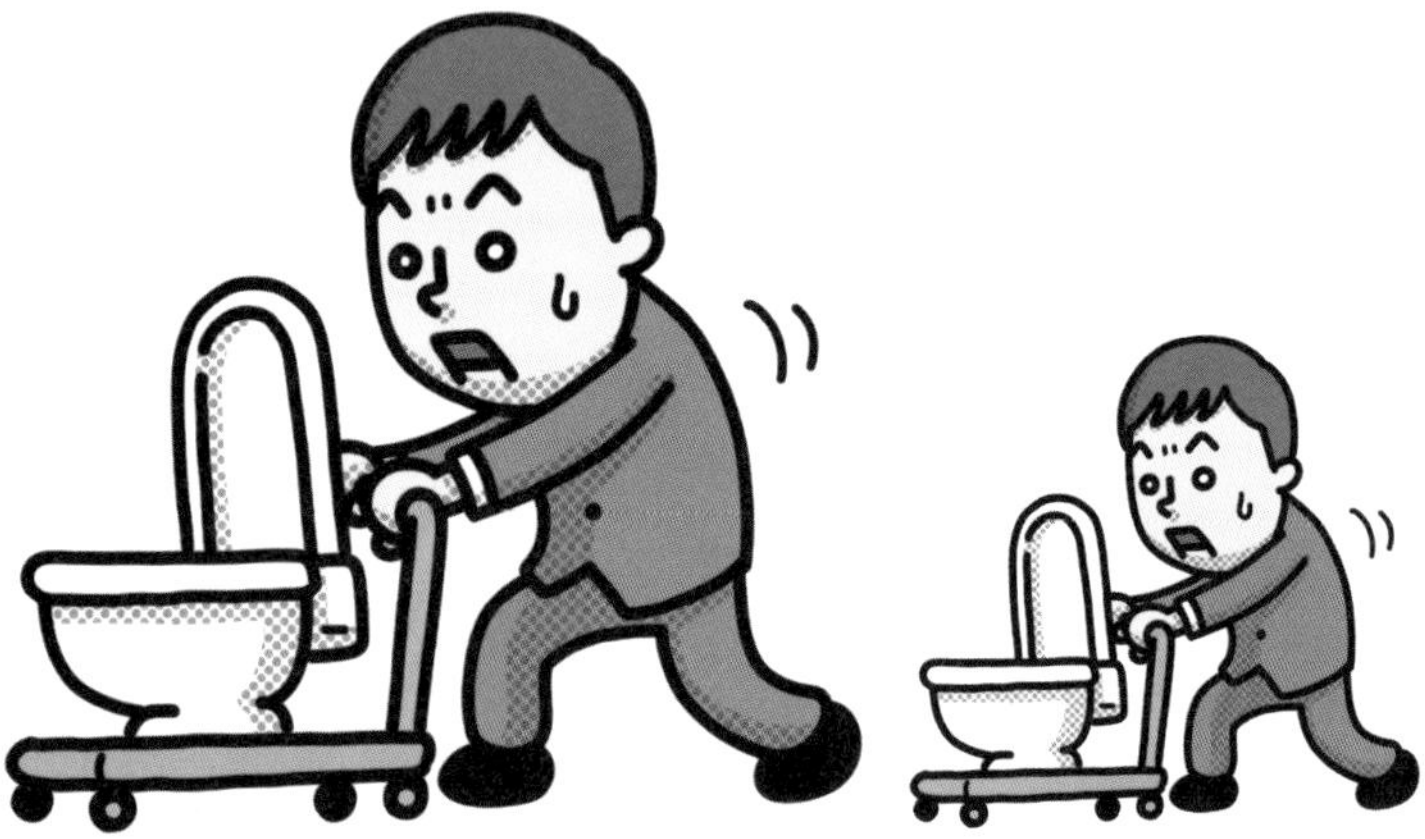

いつもトイレのそばにいないと
不安で仕方がない。
いったいいつまで
こんな状態が続くのだろう。
もう気持ちは限界にきている…。
その悩み、本書で解消しよう！

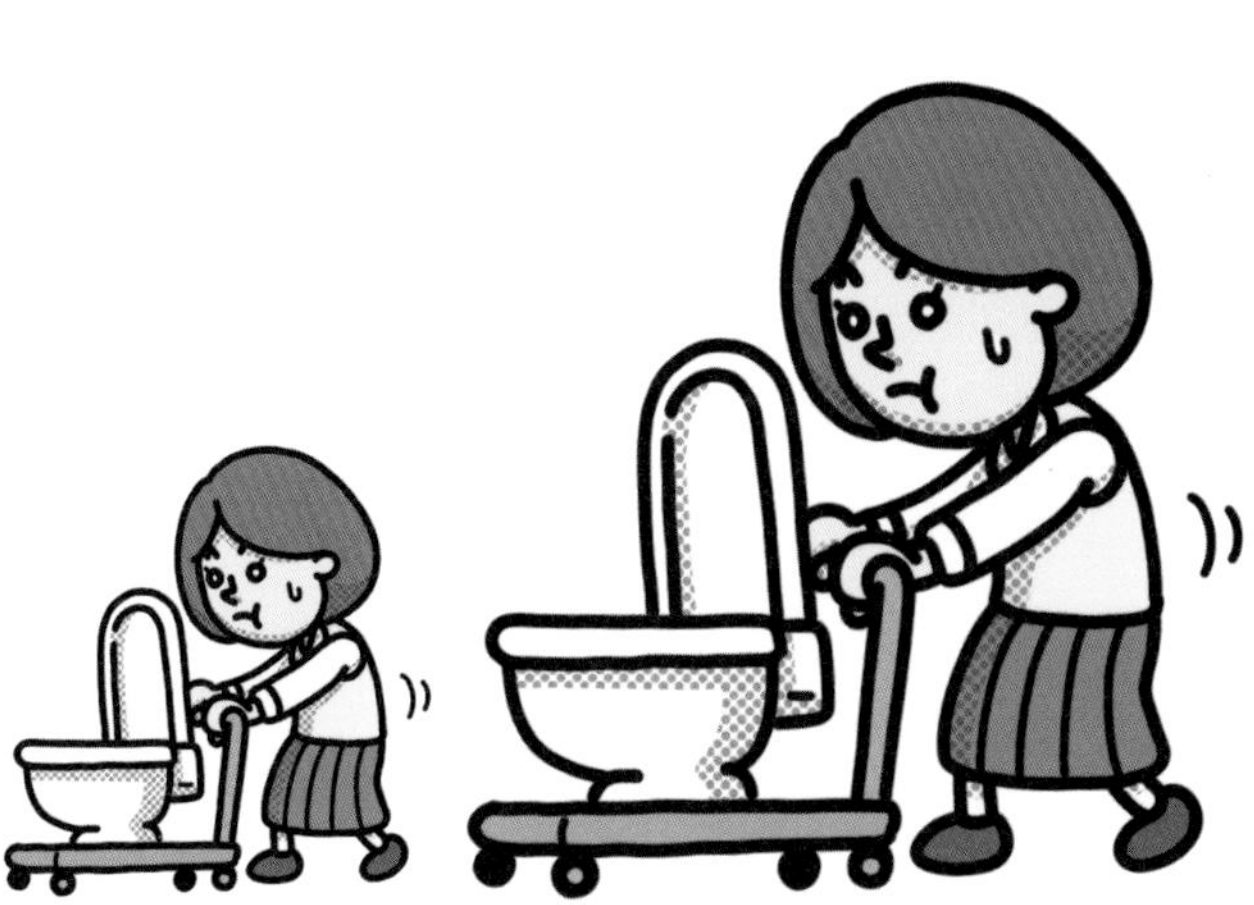

過敏性腸症候群の原因は医学的に解明されていないところもあります。また、別の病気を発症している可能性もあります。本書を使用しての独自判断ではなく、必ず専門医への診断を行なってください。

もくじ

3章 診断と治療

巻末企画 間違いやすい病気

過《か》敏《びん》性《せい》腸《ちょう》症《しょう》候《こう》群《ぐん》かもしれない

こんなことない？

- 通学や通勤時におなかが痛くなり、途中下車してトイレに駆け込む。
- 試験や会議の前など緊張する場面でおなかが痛くなり、トイレに駆け込む。
- 静かな空間でおなかにガスが溜まり、おならを我慢する。
- 大事な用がある日はかなりの確率でおなかが痛くなる。
- 朝、自宅でトイレに行ったにもかかわらず、学校や会社に行くとおなかが痛くなり便意をもよおす。

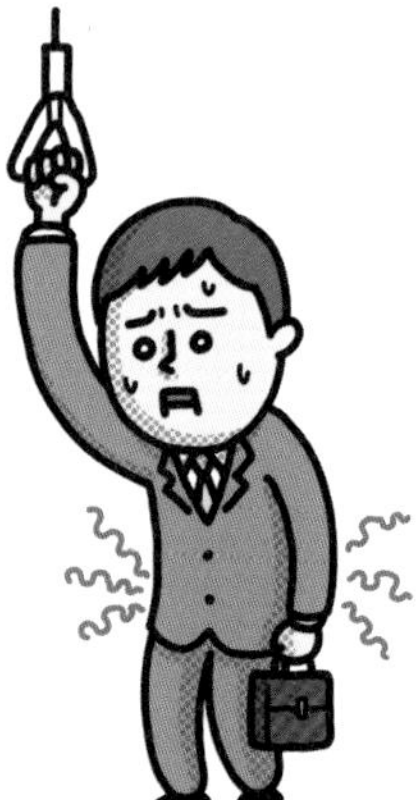

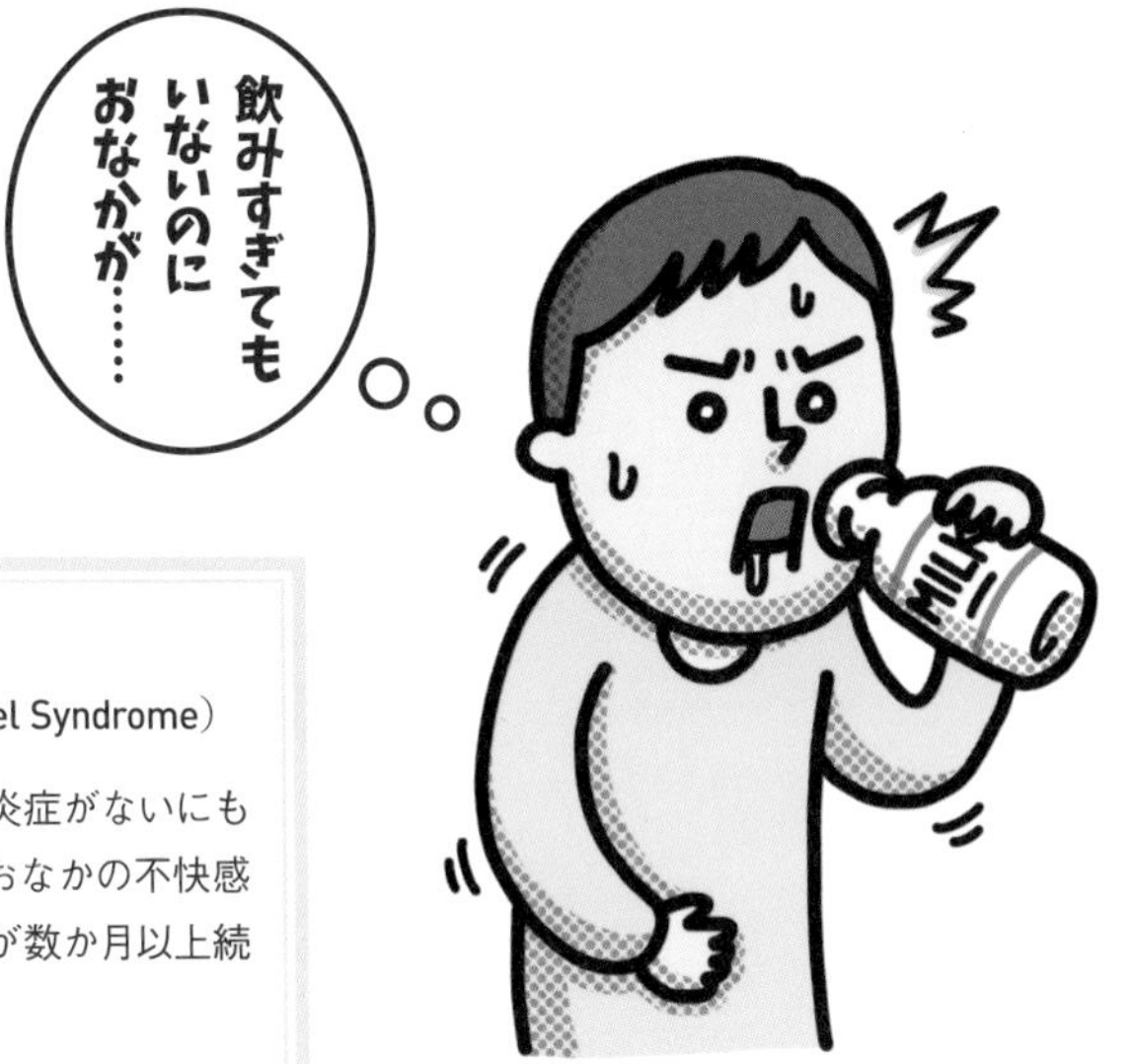

IBSとは
(Irritable Bowel Syndrome)

大腸に腫瘍や炎症がないにもかかわらず、おなかの不快感や便通の異常が数か月以上続く病気。

まるでおなかに爆弾を抱えているような感覚

腹痛は誰もが経験したことがあるでしょう。風邪や食あたり、生理痛など原因はさまざまで、痛みの度合いは人によって、また時と場合によって異なります。

過敏性腸症候群（IBS）の人は、その痛みが頻繁に起こるため、悩みは大きく深いものとなっています。日常生活の中で、ちょっとしたストレスを感じるとおなかが痛くなり、慢性的におなかまわりが重苦しく、いつ腹痛という名の爆弾が爆発するのかという不安につきまとわれているのです。

原因不明の腹痛は、実は病気だった！

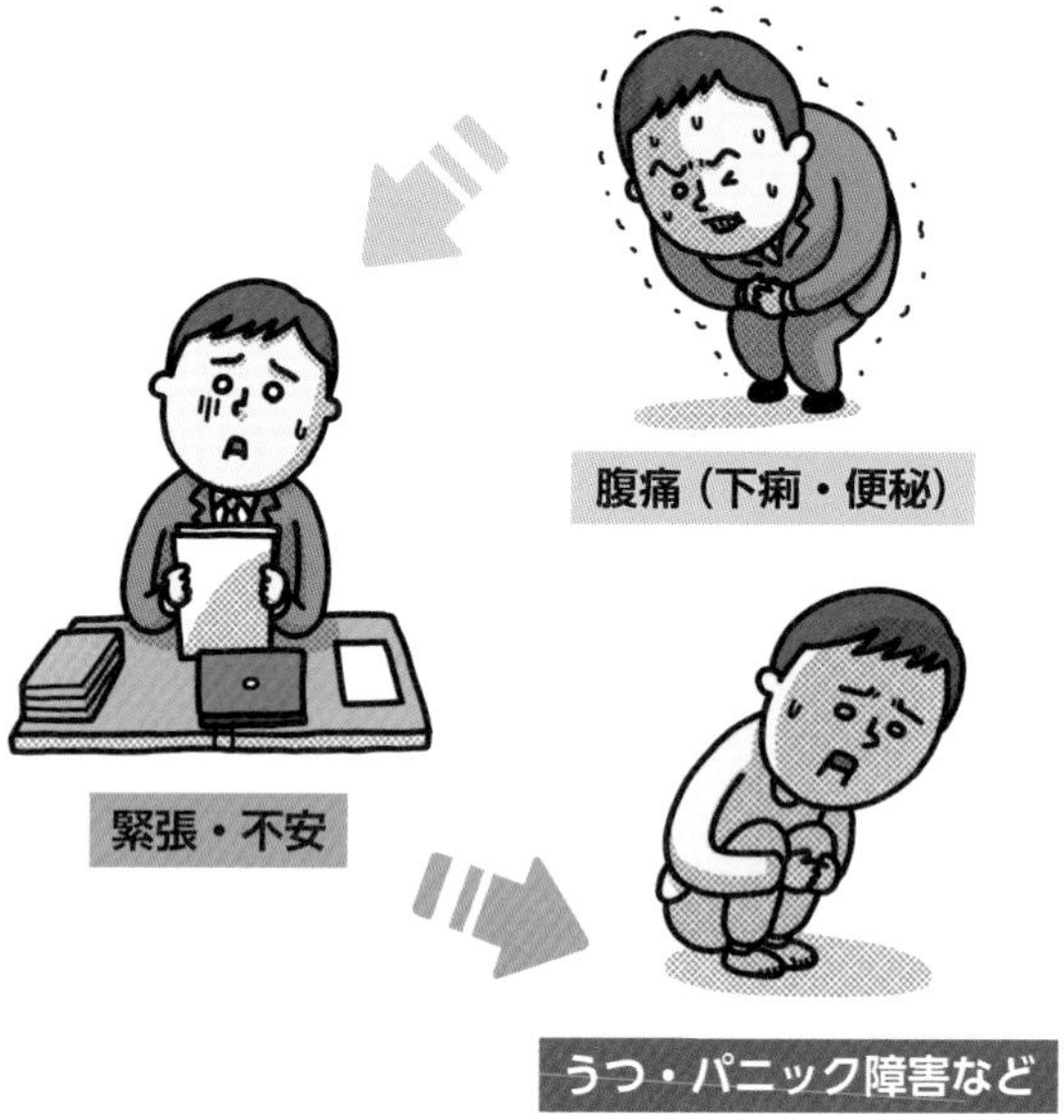
腹痛（下痢・便秘）
緊張・不安
うつ・パニック障害など

放っておくと悪化し
うつ病などのメンタル不調に

確かに痛いけれど、ただの腹痛だし、しばらくすれば治まるだろう…。そう考えるのはとても危険です。仮に体に異常はなくても、緊張や不安があるたびに心が「しんどい」「つらい」と感じているかもしれません。それが続くと、メンタル不調を併発する可能性があります。過敏性腸症候群はおなかだけでなく、心にもダメージを与えてしまう病気なのです。

腸が過敏になる3つの原因

過敏性腸症候群はその名の通り、腸が過剰に敏感になっている症状がみられる。まずは体内の状態を把握しておこう。

1

ストレスにより腸の機能が乱れる

ストレスが自律神経のバランスを崩すことによって、消化や吸収、排せつなどが正常に機能しなくなる。

2

軽い腸炎がずっと続いている

胃、十二指腸、小腸、大腸に発症する炎症や、感染性の腸炎にかかり、神経のバランスが乱れている。

3

腸内環境が悪化し、悪玉菌でいっぱい

健康を害し、がんなどの病気の引き金にもなり得る悪玉菌が増えると、腸の動きが鈍くなる。

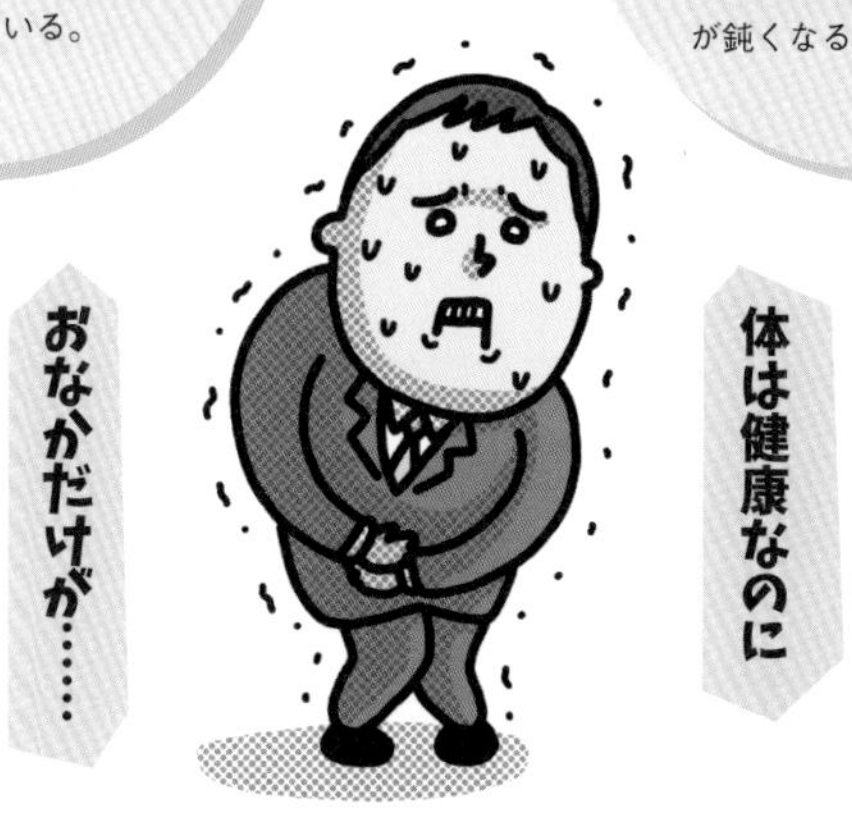

過敏性腸症候群の診断

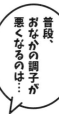

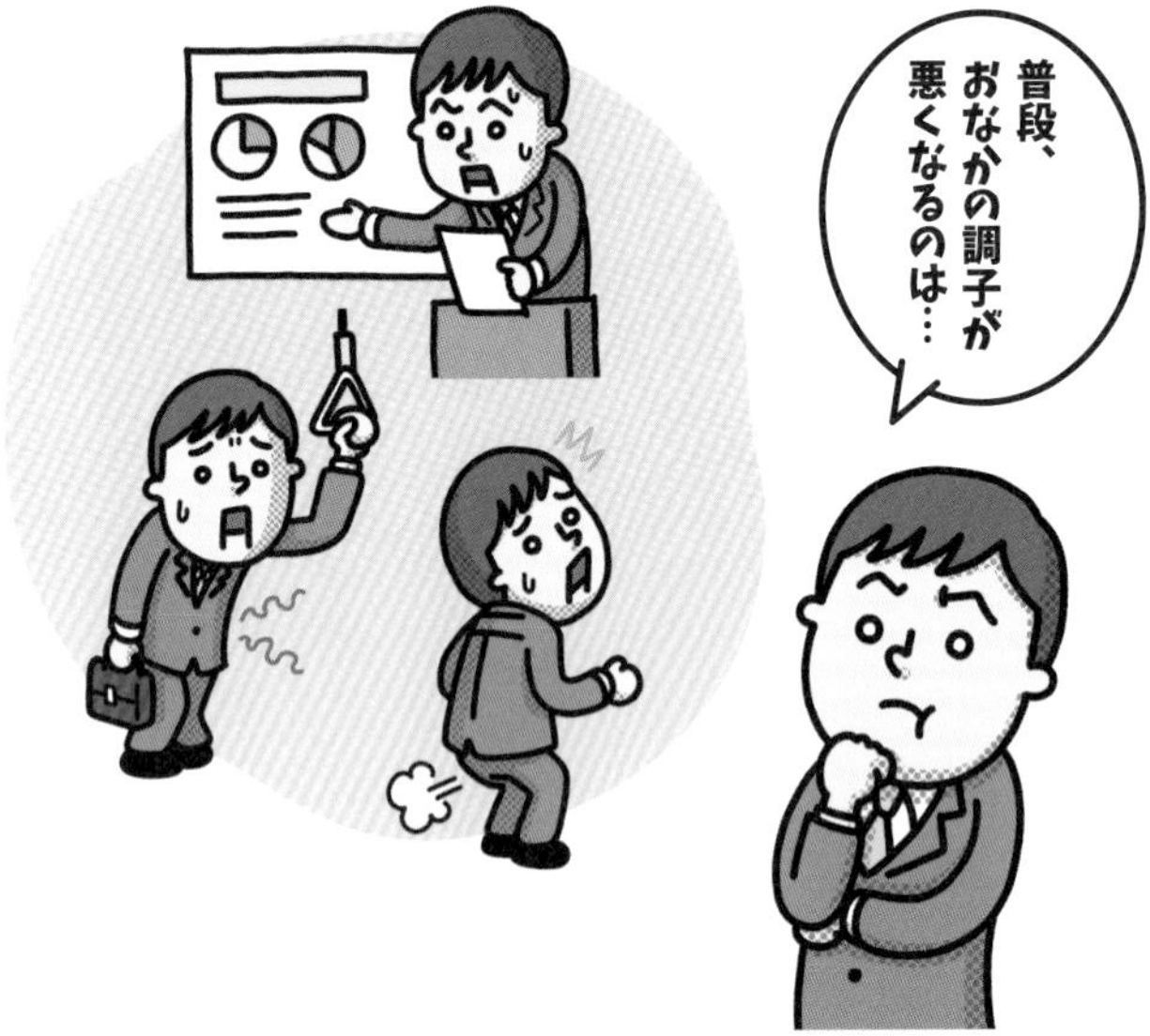

改善のきっかけは
自分を知り労《いたわ》ること

過敏性腸症候群は苦しみを伴う〝病気〟です。では、その症状を少しでも改善するにはどうすればよいのでしょうか。まず、どんなときに、どのような症状で困っているのかを自分自身が理解しておくことです。左ページのチェックシートを活用しても、詳細をメモに書き出してもよいでしょう。そして、今までこの悩みに耐えてきた自分を褒めてあげてください。

[おなかの調子のチェックシート]

- ☑ 1か月以上、下痢や便秘が続いている。
- ☑ おなかが頻繁に痛くなり、下痢の症状が出る。
- ☑ 便秘が続き、排せつの際におなかが痛くなる。
- ☑ かたく、コロコロした便がよく出る。
- ☑ 下痢と便秘を交互に繰り返している。
- ☑ 排便後に残便感がある。
- ☑ 排便すると腹痛がやわらぐ。
- ☑ ストレスなどの緊張を感じるとトイレに行きたくなる。
- ☑ おなかが張ったり、鳴ったりする。
- ☑ おならがよく出る。

これらは過敏性腸症候群の人に共通した症状。
☑が5個以上あると過敏性腸症候群の可能性がある。

食べたものがうんこになるまで

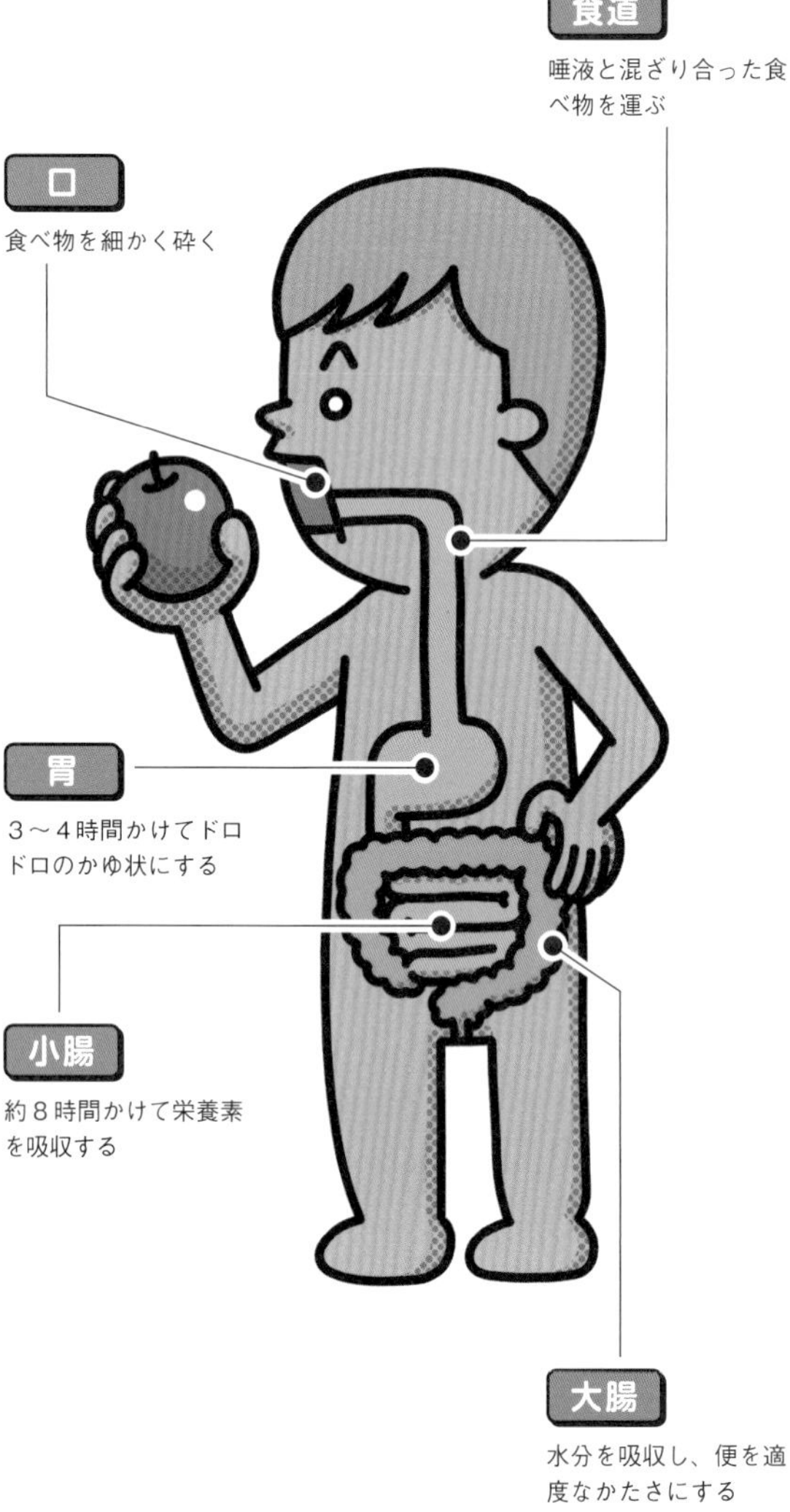

食道
唾液と混ざり合った食べ物を運ぶ
口
食べ物を細かく砕く
胃
3～4時間かけてドロドロのかゆ状にする
小腸
約8時間かけて栄養素を吸収する
大腸
水分を吸収し、便を適度なかたさにする

食べてから排便までの流れ

口から胃

口から入った食べ物は、消化しやすいように歯で細かくかみ砕かれて唾液と混ざり合い、食道を通って胃に運ばれる。

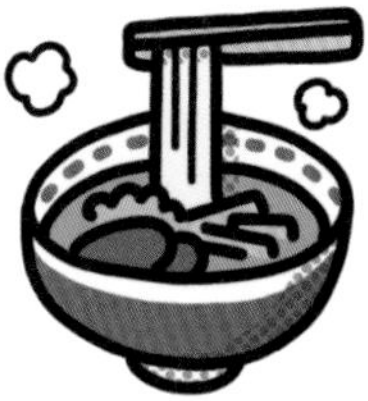

胃・十二指腸

胃に入った食べ物は、胃の収縮活動と消化液の働きによっておかゆのようなドロドロの状態になり、少しずつ十二指腸に送られて本格的な消化・吸収活動が始まる。

小腸

胃液や胆汁、膵液といった消化液によって分解されて小腸に送られ、時間をかけて栄養素が吸収される。

大腸

吸収されずに残ったものが大腸をゆっくりと進みながら、水分を吸収して排出されやすいかたさになる。

直腸

直腸は大腸に比べてやや太く、排便まで多くの便を溜めておけるようになっており、便が溜まることで「便意」が生まれ、脳からの排便の指令を待つ。

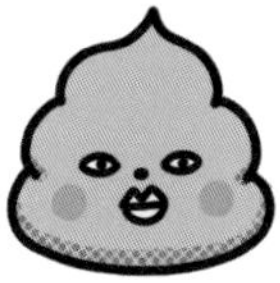

[健康な大腸の動き]

消化の最後の働きを担当している大腸は、ギュッと強く縮んではゆるむ「ぜん動運動」を繰り返すことで、便をスムーズに送り出していく。食べたものが肛門から排出されるまでにかかる時間は、約24～72時間。消化・吸収・排せつの長い旅を安全に終えるには、大腸が健康であることが必要不可欠なのだ。

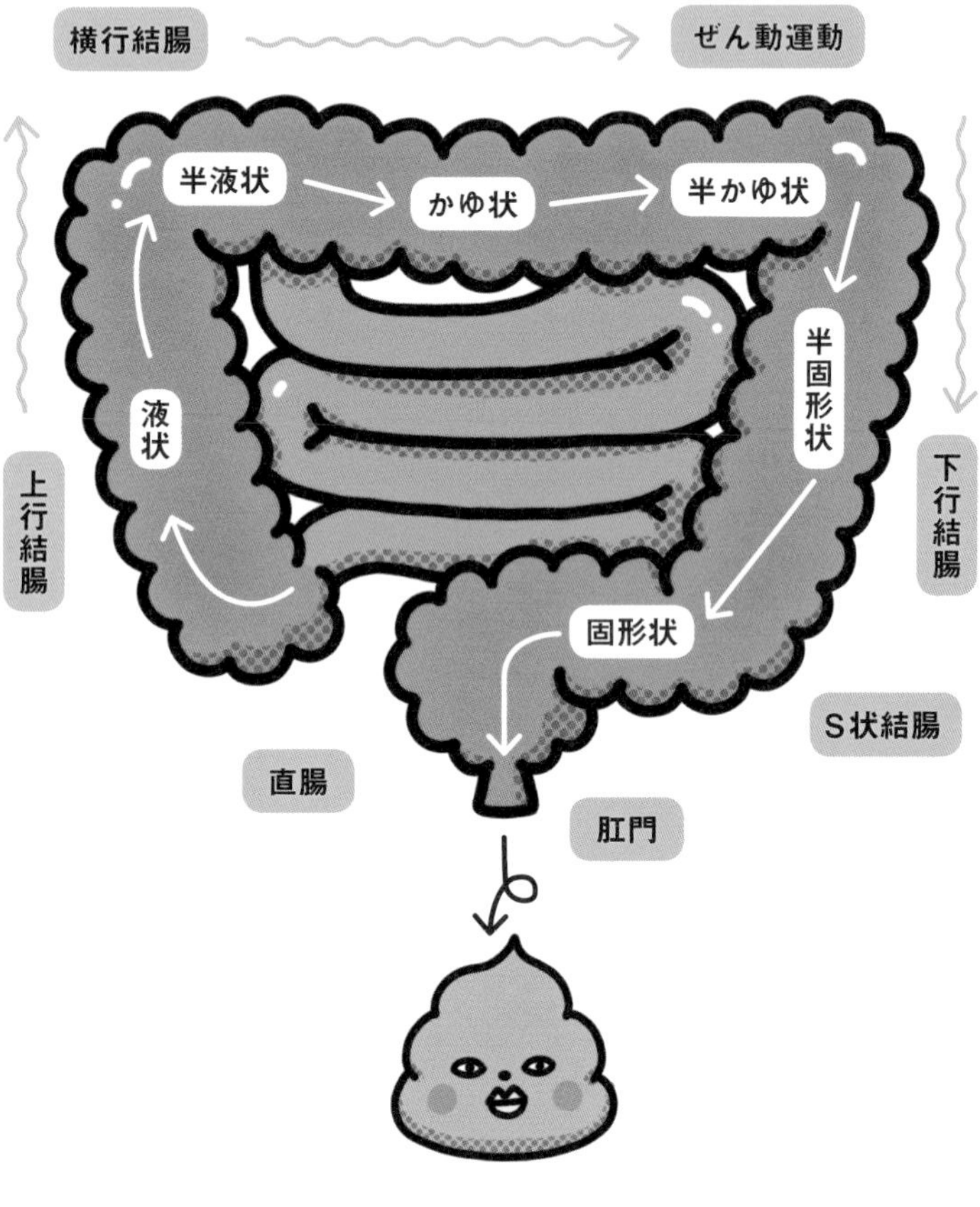
横行結腸
ぜん動運動
半液状
かゆ状
半かゆ状
上行結腸
液状
半固形状
下行結腸
固形状
S状結腸
直腸
肛門

[元気な腸の条件]

条件1 栄養を吸収する力がある

条件2 不要なものを排出する力がある

条件3 免疫力を保つ力がある

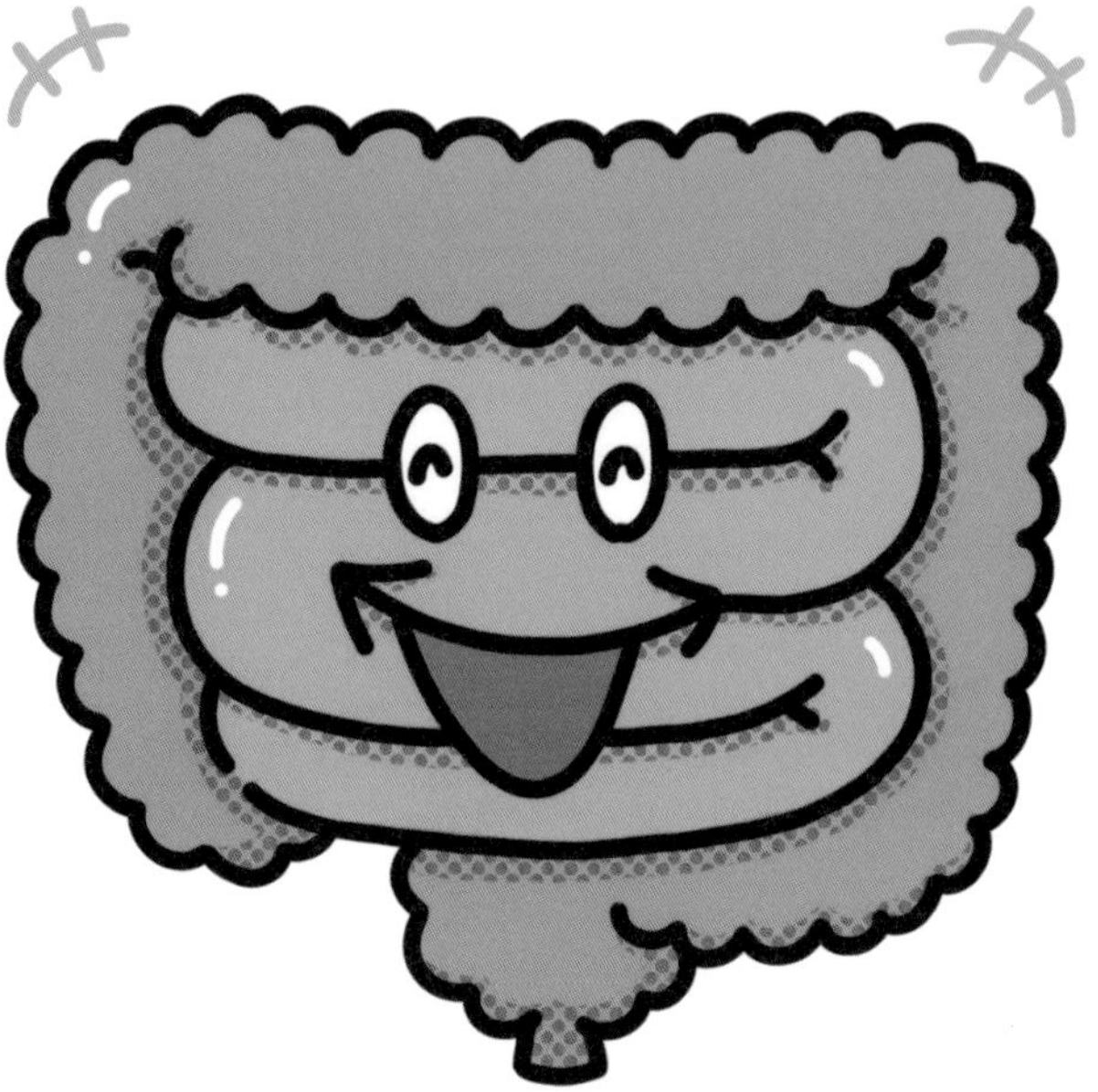

元気な腸の条件は、「栄養を吸収する力・不要なものを排出する力・免疫力を保つ力」の３つの力があること。腸は、消化・吸収だけでなく、病原菌やウイルスから体を守る免疫システムにも深い関わりがある。善玉菌と悪玉菌のバランスがとれているなど、腸内環境が良好なことも健康な腸である要素のひとつである。

会議中

いつものこんな うんこ

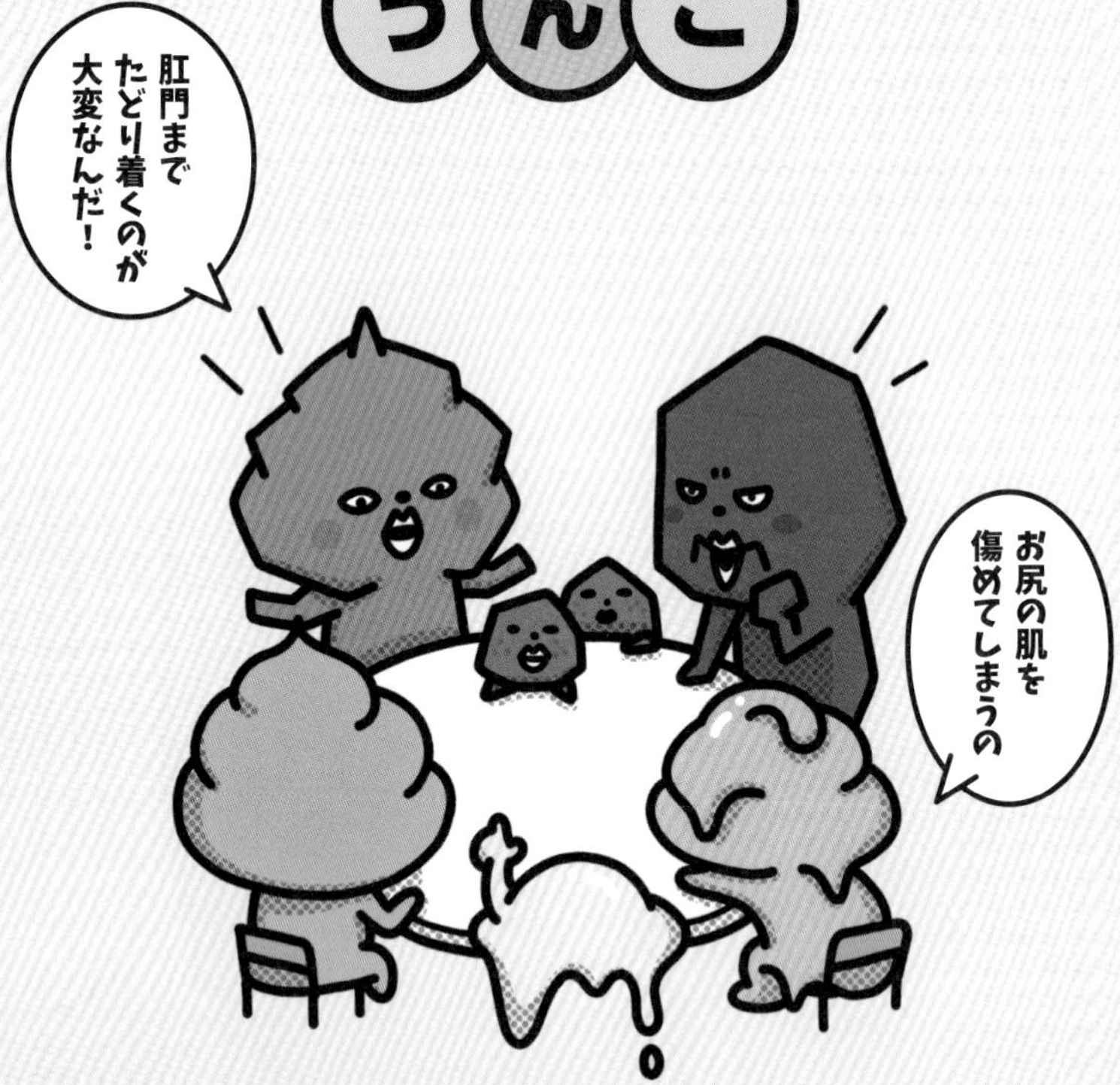

肛門までたどり着くのが大変なんだ！
お尻の肌を傷めてしまうの

普通便になれない6種のうんこ

普通便になりたいけどなれない、６種のうんこが集合。かたすぎたり、やわらかすぎたりと、彼らの悩みは尽きない。十糞十色！ 確かに個性は豊かだけれど、うんこ界においては「ノーマルカラーのノーマルシェイプに越したことはないよなあ…」と、やっぱり普通便に憧れる。自分が排せつするうんこについて理解しておこう。

うんこキャラプロフィール

コロコロ便《べん》

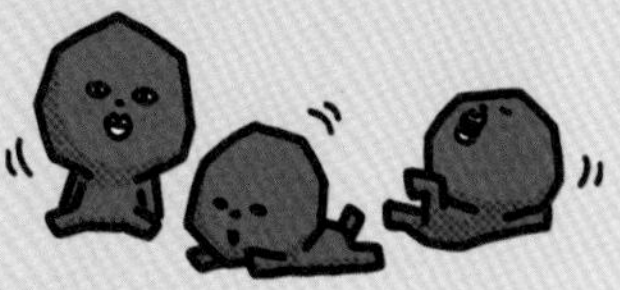

ウサギの糞のようにコロコロとかたい便。数は変動し、身勝手な一面も。

かたい便《べん》

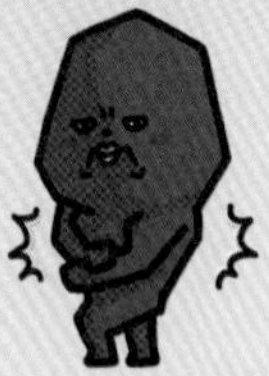

表面がデコボコした便。少し黒く、うんこ界のボディビルダーを名乗っている。

ややかたい便《べん》

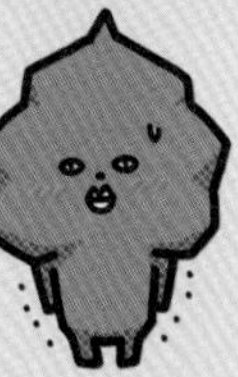

表面にヒビが入った便。「ややややわらかい便と足して2で割りたい」が口癖。

ややややわらかい便《べん》

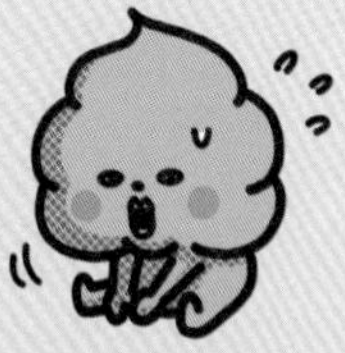

形はあるがしわがよっている便。ややかたい便に「無理でしょ」といい放つ。

泥状便《でいじょうべん》

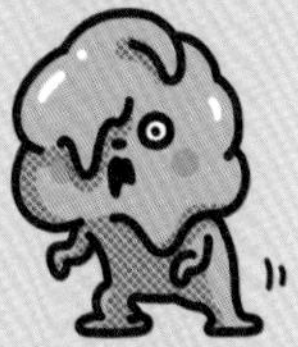

泥のかたまりのような便。自分の体を見ては泣き、その涙でドロドロに。

水様便《すいようべん》

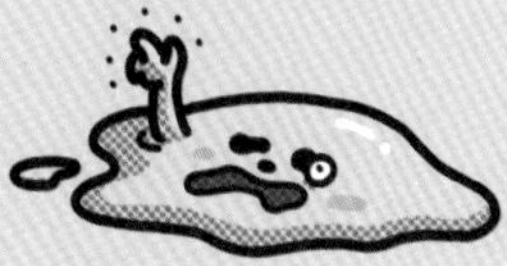

形のないほぼ液状の便。自分の姿から「便ではないのでは」と気落ちしている。

過敏性腸症候群の原因は解明されていない

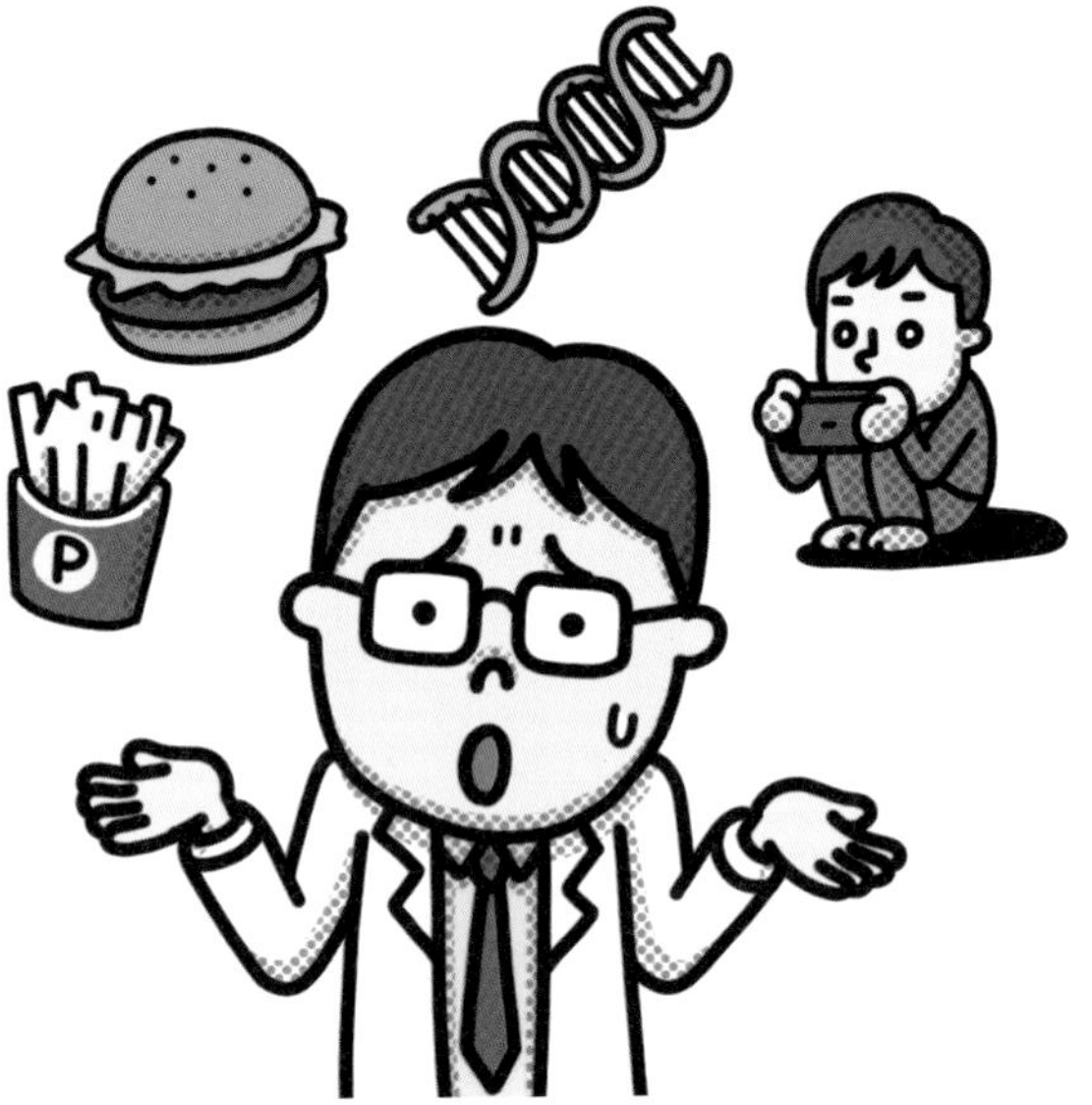

原因は遺伝よりもストレスが有力である

過敏性腸症候群だと自覚し、症状も理解したうえで、次に気になるのがその原因です。それがわかれば対策を練りやすくなりますよね。しかし、過敏性腸症候群になる原因ははっきりとはわかっていません。遺伝だという説もあればも生活習慣であるとの声も上がっています。どれも正しいかもしれませんが、現段階ではストレスによるものが大きいといわれています。

ストレスを受けたときの脳と腸の状態

脳

セロトニンが減ってストレスを感じやすくなる。

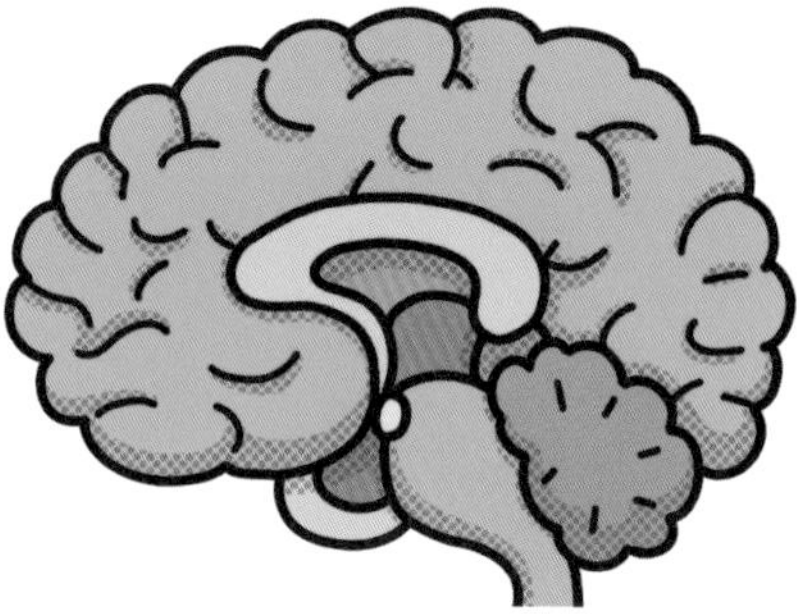

脳が感じたストレスによって症状が発生、増幅する。

腸で起きた刺激によって痛みや不快感が出てくる。

腸

粘膜からセロトニンが大量に分泌され、異常運動が起こる。

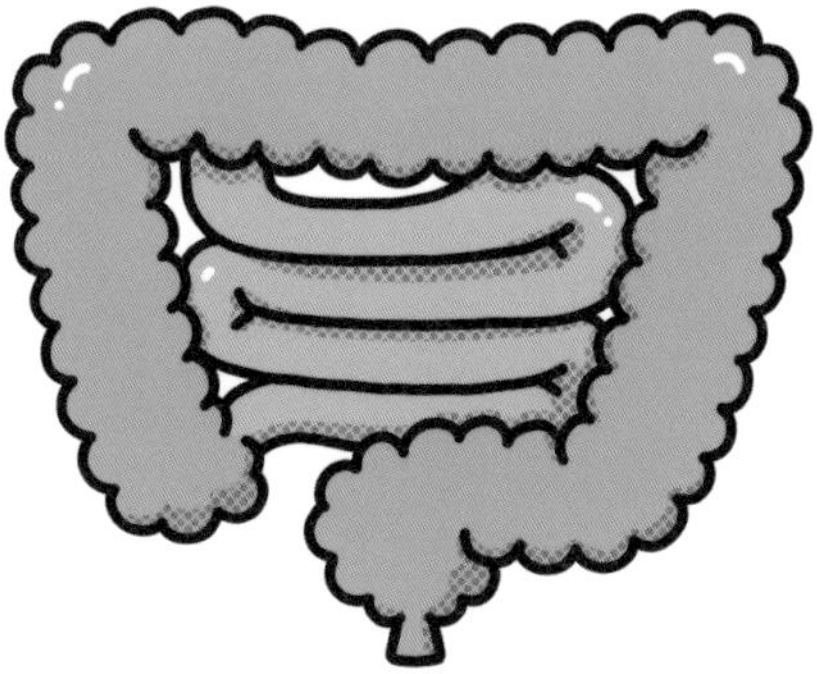

感染性腸炎もきっかけになる

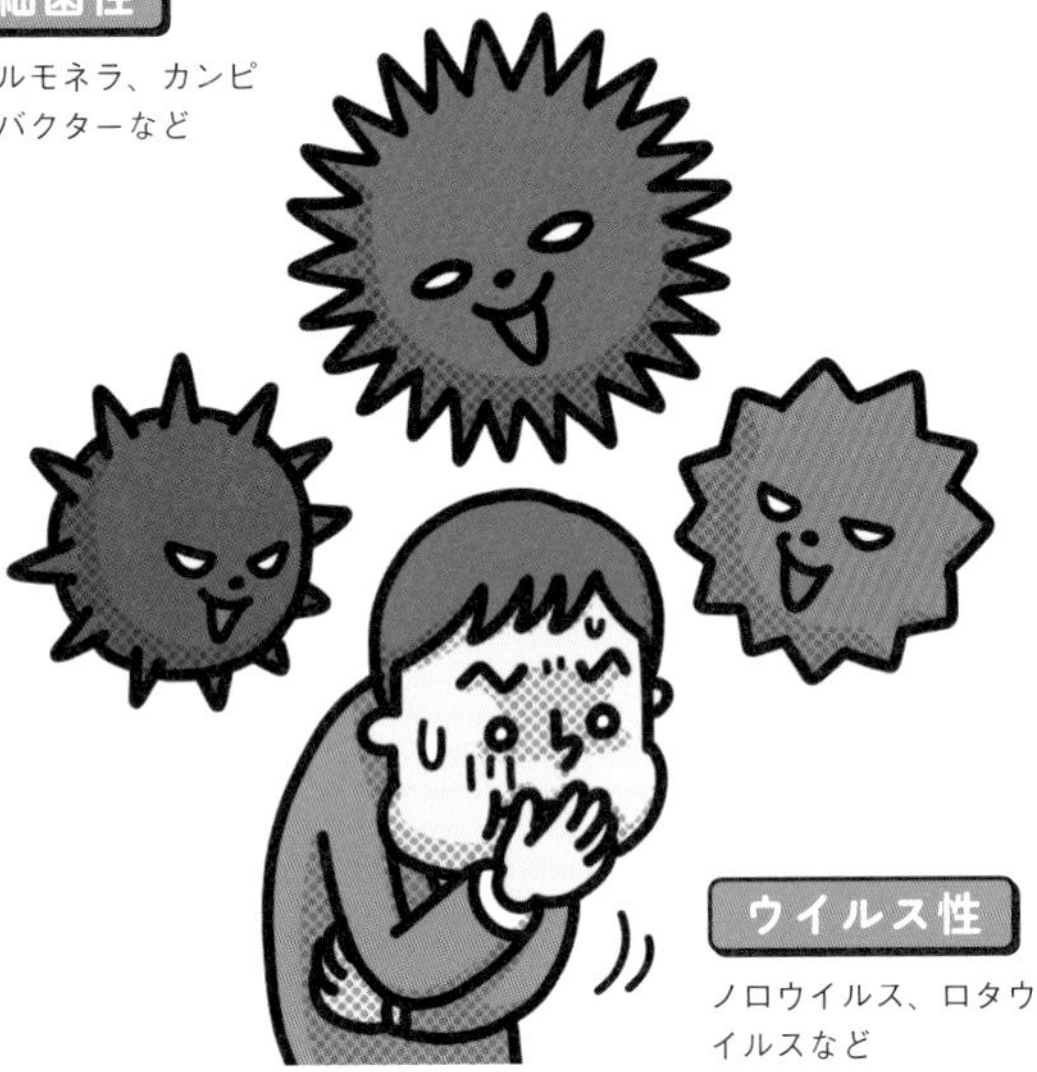
細菌性
サルモネラ、カンピロバクターなど
ウイルス性
ノロウイルス、ロタウイルスなど

治っても安心できない感染性腸炎とは？

感染性腸炎は、細菌、ウイルス、寄生虫などの病原体が腸管に感染して発症する疾患です。多くは食品や汚染水による感染ですが、動物やヒトからの接触感染もみられます。一般的には、夏の暑い時期には細菌性腸炎が、冬から春にかけてはウイルス性腸炎が多く発生します。下痢、発熱、腹痛、嘔吐などの症状がみられ、特に下痢はほとんどの患者が発症します。

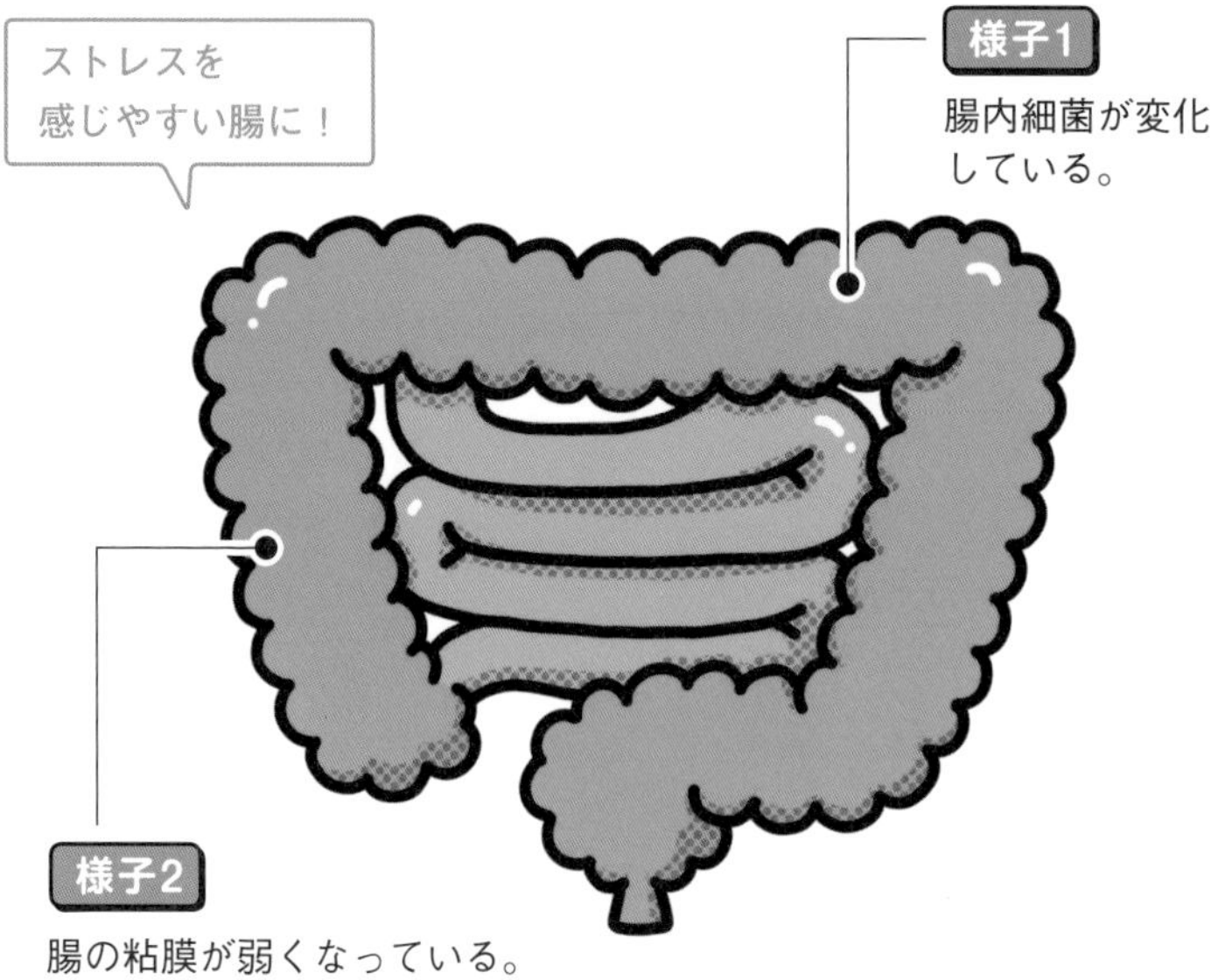
ストレスを
感じやすい腸に！
様子1
腸内細菌が変化
している。
様子2
腸の粘膜が弱くなっている。

感染性腸炎患者の1割強がその後IBSを発症する

感染性腸炎にかかった後に過敏性腸症候群を発症することを、「感染性腸炎後過敏性腸症候群（PI－IBS）」といいます。感染によって腸に炎症が起きると、腸の粘膜が弱くなり、腸内細菌の変化も加わって運動と知覚機能が敏感になります。そのため、ストレスを感じやすい腸になり、過敏性腸症候群になりやすくなるのです。急性胃腸炎から回復した後、すぐに普段の食生活に戻ろうとせずに、腸炎をしっかり治療し、回復後数日間は胃腸に負担のかからない軽食をとり続けることが大切です。

過敏性腸症候群の人の脳と腸の状態

ストレスによって自律神経のバランスが崩れる

脳は、体の機能をつかさどる自律神経をコントロールしています。この自律神経は、日中活動しているときや緊張しているときに働く「交感神経」と、眠っているときやリラックスしているときに働く「副交感神経」のふたつの自律神経系から成り立っています。これらのバランスが大切で、交感神経が働きすぎると便秘になり、副交感神経が働きすぎると下痢になります。

[脳の状態]

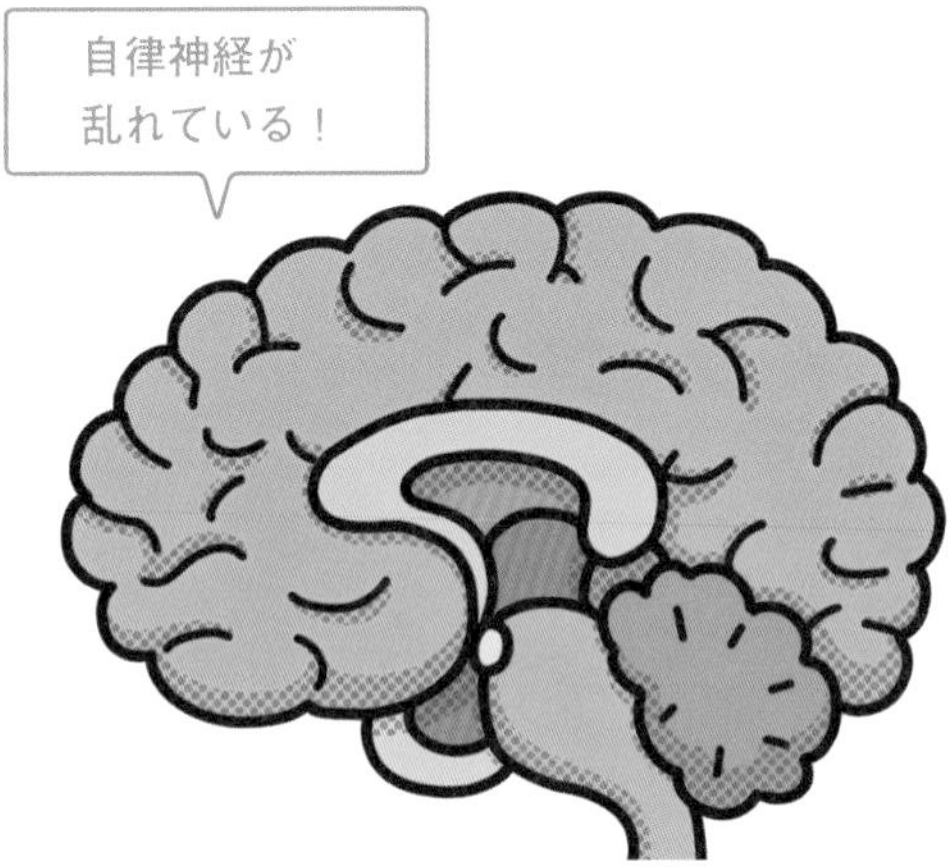

[腸の状態]

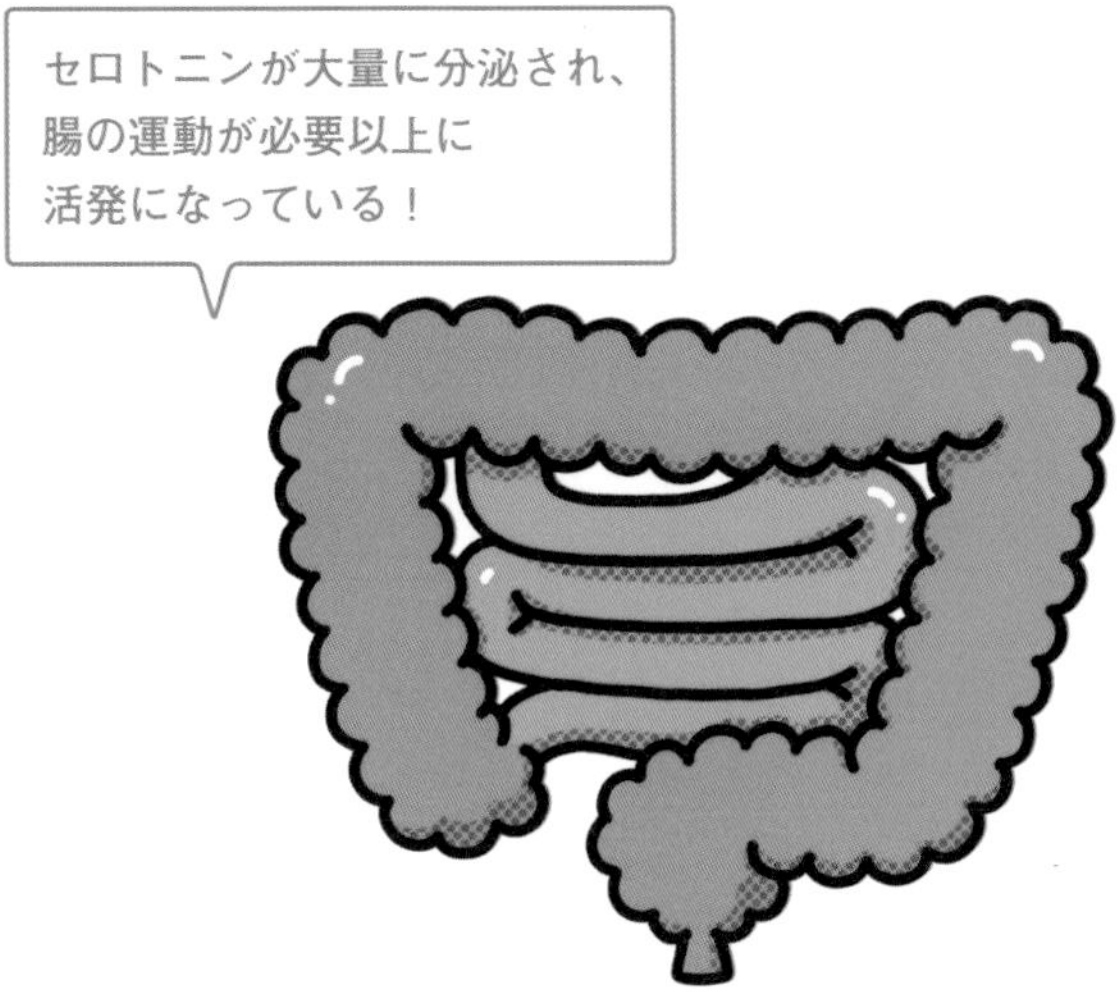
セロトニンが大量に分泌され、
腸の運動が必要以上に
活発になっている！

脳からの指令の影響でセロトニンが大量分泌される

ストレスを受けると腸管からはセロトニンというホルモンが分泌されます。セロトニンは、一般には幸せホルモンなどといわれていますが、それは脳内で適量に分泌された場合に限ります。腸内でセロトニンが大量に分泌されると、腸の運動が必要以上に活発になってしまい、下痢や腹痛などの腹部不快感が起きるのです。ストレスが続くと、脳にある自律神経中枢のバランスが崩れます。それが腸に伝わって交感神経が働いているのに下痢になるという症状がみられ、それを脳がまたストレスととらえるのです。

過敏性腸症候群

あるある

日常編

あなただけじゃない！　意外といる、
過敏性腸症候群に悩む人たちの心の叫びを聞いてみよう。

あるある！

1日3回以上の下痢で我慢ができず、何度も漏らしそうになる。

あるある！

腹痛のストレスで腹痛が起きるという、地獄のサイクル。

あるある！

便秘持ちで、出たと思ったら便がかたすぎて肛門が痛い。

あるある！

とにかくおならが恥ずかしい。周りの人は絶対に気付いていると思う。

あるある！

仕事中、空腹でもないのにおなかがゴロゴロ鳴る。

あるある！

おなかが張って歩きにくい。少しでも動くとおならが出そう。

1章

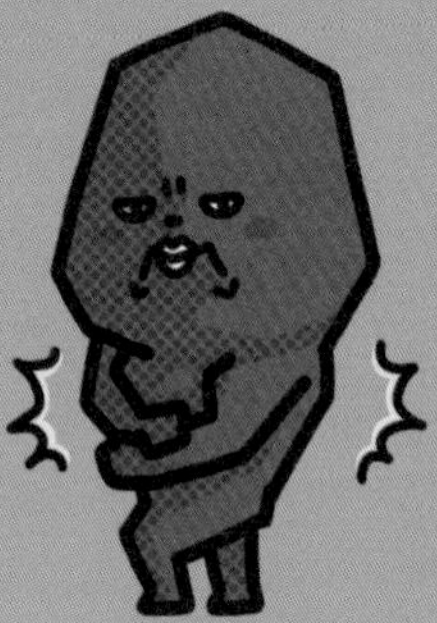

症状タイプ

うんこの状態は健康であっても人によって、また日によってさまざま。過敏性腸症候群の症状を見極める手がかりもこのうんこにあります。どんなうんこならどんな症状や原因があるのか、まずは自身の状態を確認してください。

症状は人によってさまざま

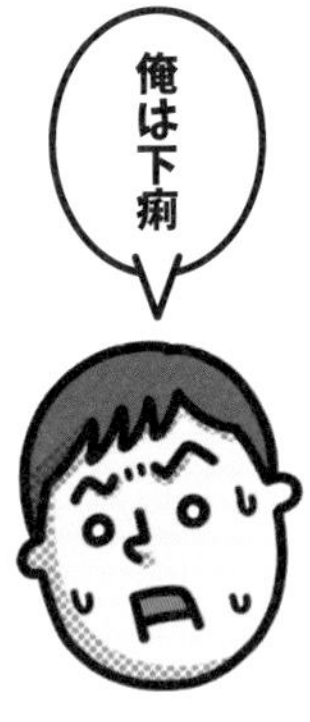

俺は下痢

（20代男性）

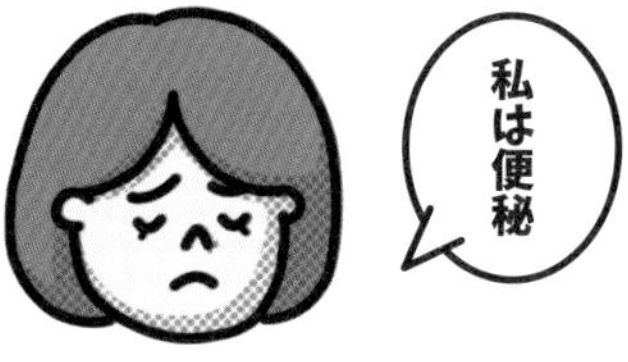

私は便秘

（10代女性）

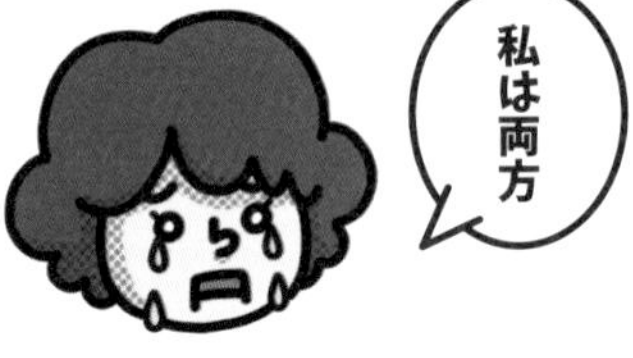

私は両方

（50代女性）

過敏性腸症候群の症状には4つの種類がある

過敏性腸症候群の症状タイプは人によって違います。大きく分けると、「下痢型」、「便秘型」、下痢と便秘の両方の症状が交互に繰り返される「混合型」の3つです。また、その他に「ガス型」もみられます。この病気はストレスを受けると、いずれかの症状を引き起こしてしまいます。それぞれの症状やストレスの特徴を知り、自身の症状タイプへの理解を深めましょう。

自分の症状と向き合うことが大切

つらい過敏性腸症候群を早く治したい！ と思うのは当然だが、焦りは禁物。まずは自身の症状に目を背けずに向き合い、この病気とゆるく付き合っていくつもりで症状の軽減を目指そう。

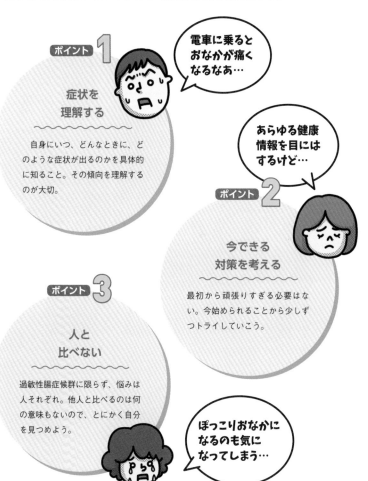

ポイント 1

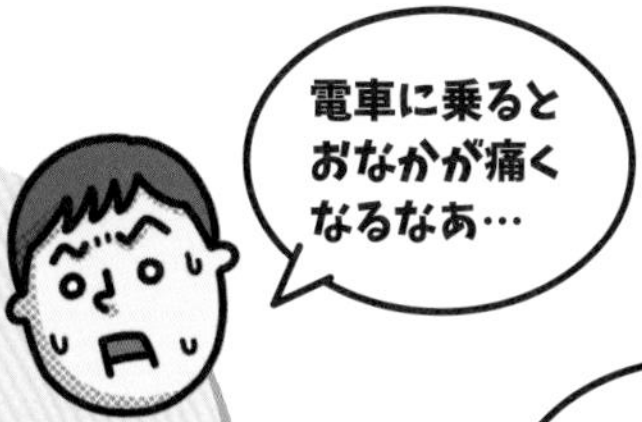
電車に乗ると
おなかが痛く
なるなあ…

症状を理解する

自身にいつ、どんなときに、どのような症状が出るのかを具体的に知ること。その傾向を理解するのが大切。

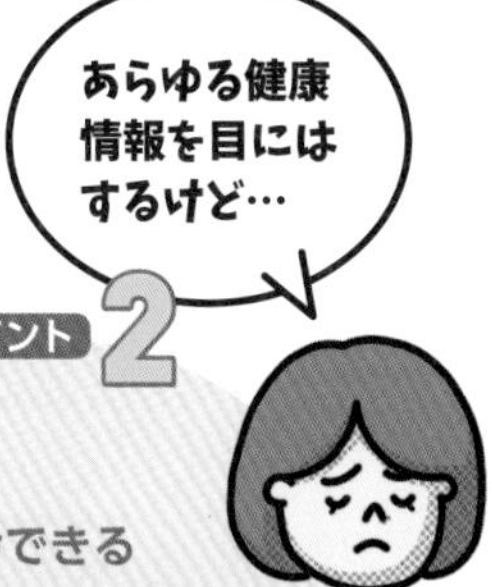
あらゆる健康
情報を目には
するけど…

ポイント 2

今できる対策を考える

最初から頑張りすぎる必要はない。今始められることから少しずつトライしていこう。

ポイント 3

人と比べない

過敏性腸症候群に限らず、悩みは人それぞれ。他人と比べるのは何の意味もないので、とにかく自分を見つめよう。

ぽっこりおなかに
なるのも気に
なってしまう…

会議中

過敏性腸症候群の4つのタイプ

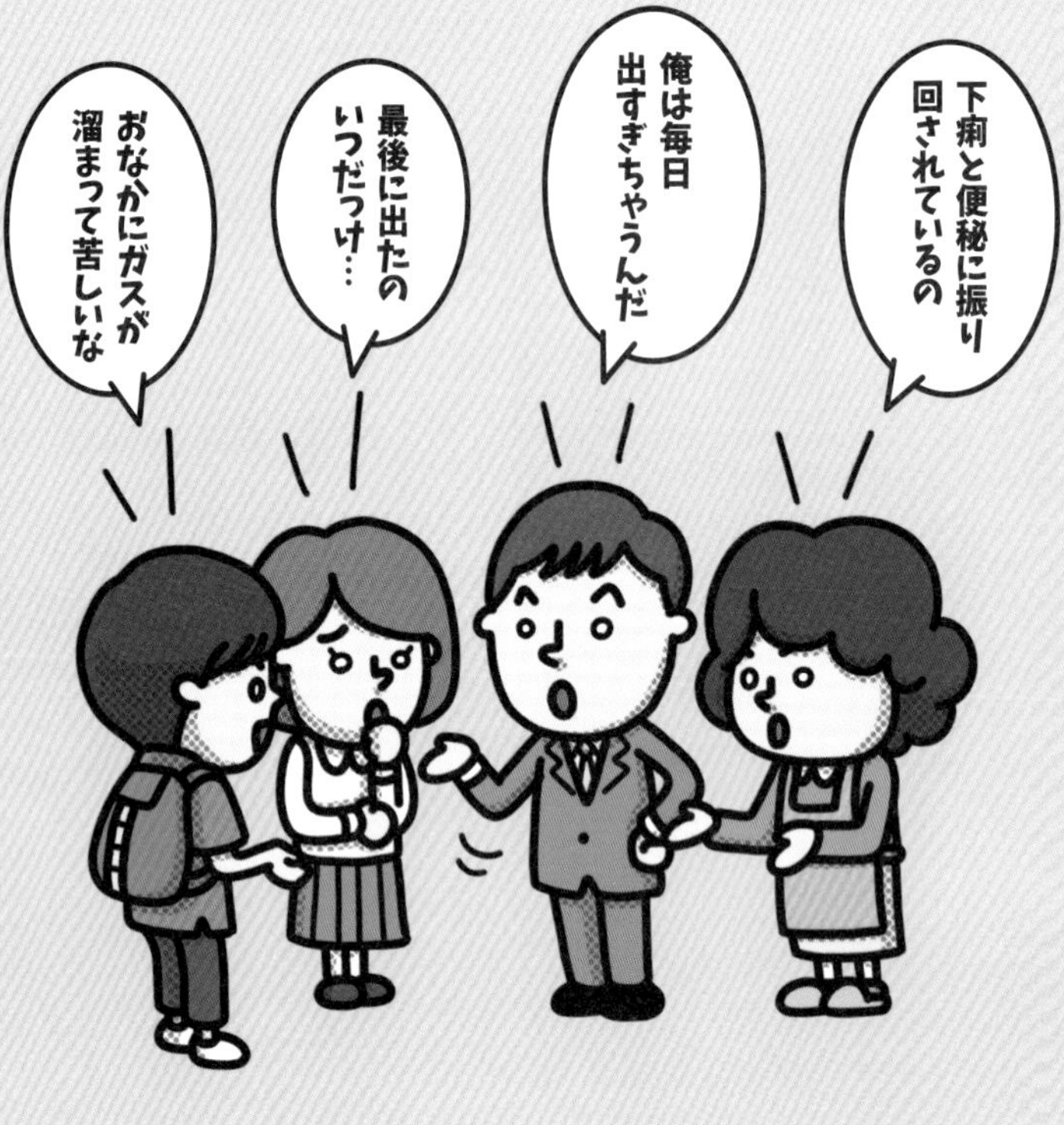
下痢と便秘に振り回されているの
俺は毎日出すぎちゃうんだ
最後に出たのいつだっけ…
おなかにガスが溜まって苦しいな

おなかがすぐれない、それぞれの症状

「下痢型」「便秘型」「混合型」「ガス型」の症状に悩む4人が集合。それぞれの苦悩を共有して、「症状は違うけれど、しんどいのは一緒！」と励まし合っている。自分と同じタイプのキャラを見つけて、その原因や改善方法を理解しよう。つらいのは自分だけではないよ。

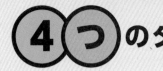

症状タイプ別
キャラプロフィール

下《げ》痢《り》型《がた》

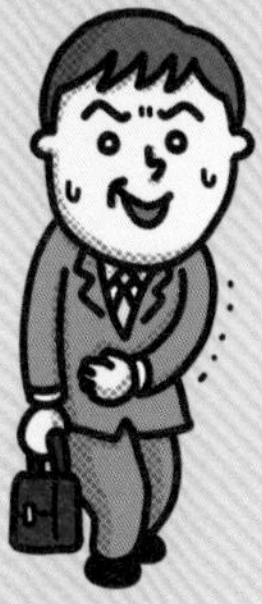

緊張するとすぐにおなかが痛くなる。通勤時は各駅停車の電車に乗っていつでも降りられるようにしている。

便《べん》秘《び》型《がた》

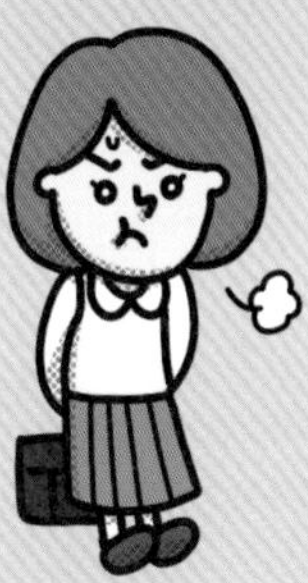

4、5日に一度しか排便がない。そのせいでおなかが重苦しく、授業に集中できなくて悩んでいる。

混《こん》合《ごう》型《がた》

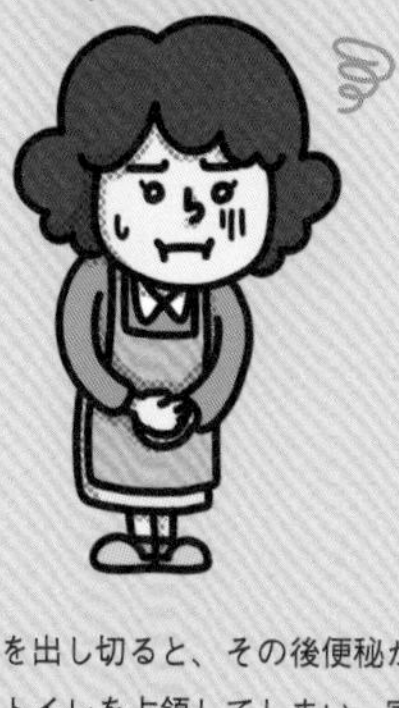

下痢で便を出し切ると、その後便秘が続く。家でトイレを占領してしまい、家族に申し訳なく思っている。

ガス型《がた》

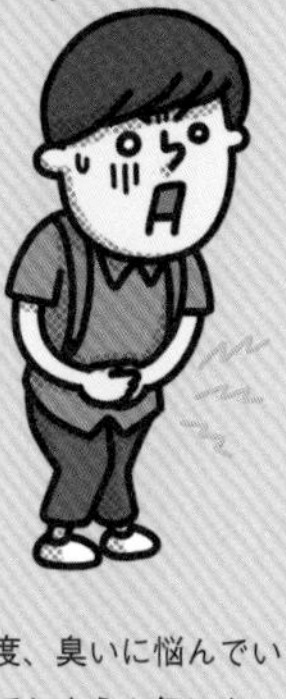

おならの頻度、臭いに悩んでいる。試験中はいつ出てしまうか気になって集中できず、最大限の力が発揮できない。

IBSタイプ

下痢型 ①

激しい腹痛後、水様性の便が頻繁に登場

プレッシャーやストレスを感じやすい

特徴

緊張するとおなかがぐるぐる

突如起こる下痢で、緊張するとテキメン。外出が困難になることもある。

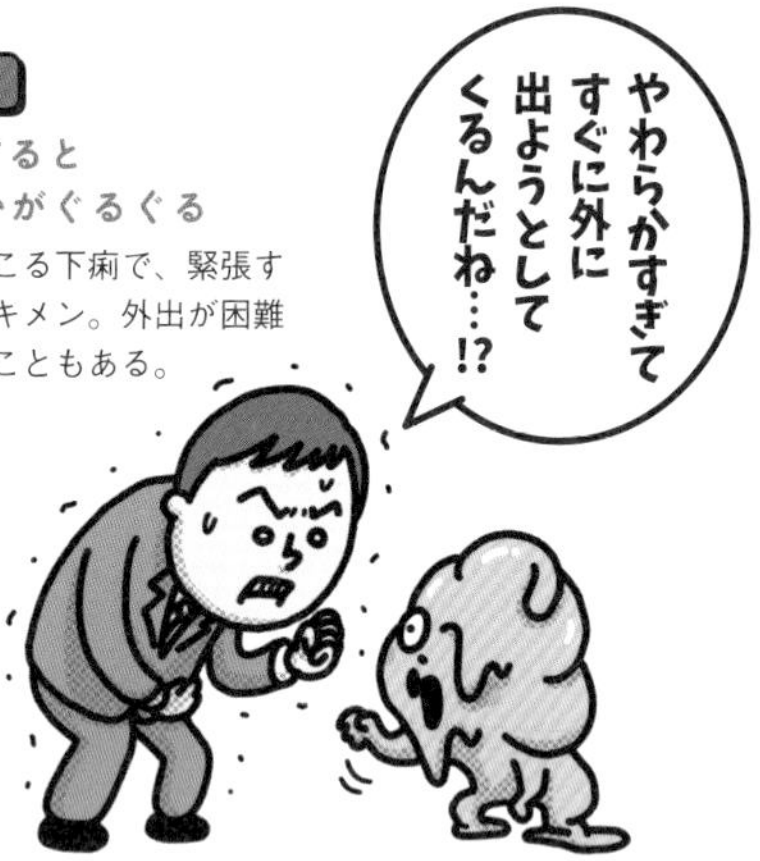
やわらかすぎてすぐに外に出ようとしてくるんだね…!?

難点

下痢の不安がさらに病状を悪化させる

いつ下痢の症状が出るか常に不安に駆られ、それが腹痛に直結。

便の種類

形がなく泥状や液状

腸のぜん動運動が過剰となり、水分を吸収しないまま排便が起こる。

下痢型の人は、緊張するとおなかが痛くなったり、おなかに不快感を抱いたうえに下痢をしてしまいます。突発的な腹痛なので、仕事中や授業中などでも我慢ができず、トイレに駆け込むといった状況に苦しむことが多いです。便は水っぽく形をとどめていない、または形は少しあるもののかなりゆるいものです。

[下痢型の腸の様子]

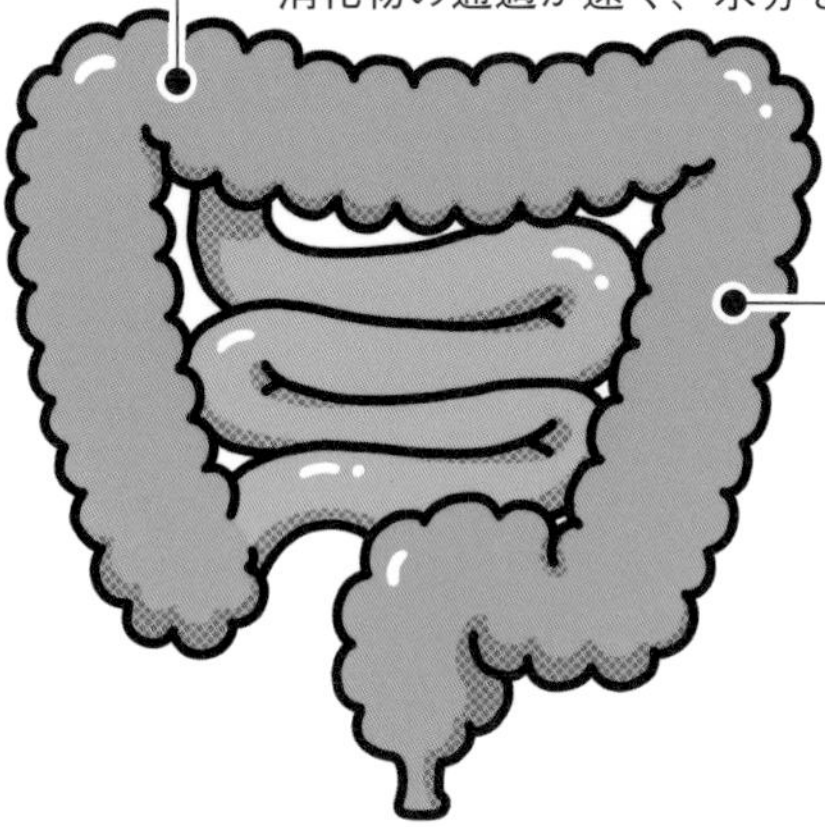

腸のぜん動運動が過剰になり、水分が吸収されない

通常は、胃から腸にきた消化物には水分が多く含まれており、20時間以上かけてゆっくりと腸内を通過する間に水分が腸に吸収され、適度なかたさの便になります。しかし、腸の運動が過剰になり、消化物の通過が速くなったり、腸粘膜からの分泌物が増えたりすると、腸が水分を十分に吸収できなくなります。その結果、形のない泥状や液状の便となってしまうのです。腸の動きが活発になればなるほど痛覚神経が刺激され、おなかがしぼられるように痛くなることが発生します。

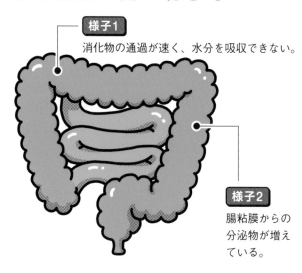

IBSタイプ

下痢型 ②

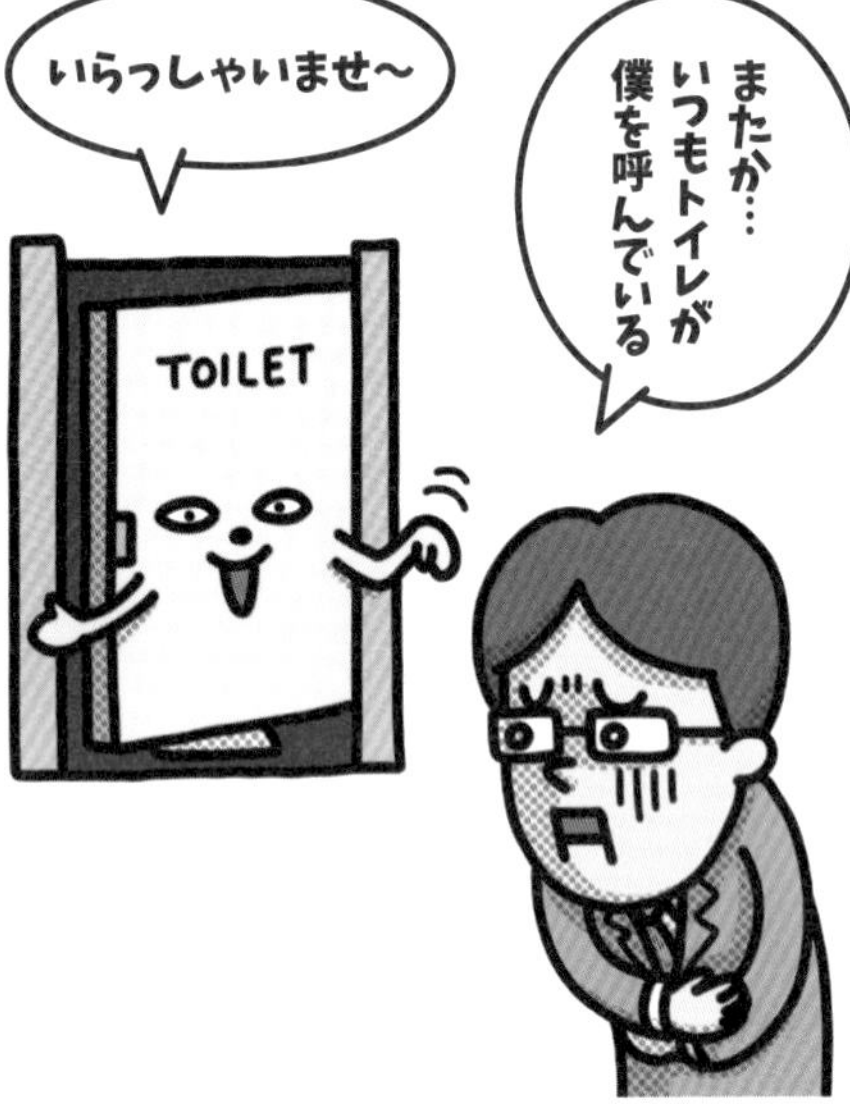
いらっしゃいませ～
TOILET
またか…
いつもトイレが
僕を呼んでいる

慢性の下痢がずっと続いている

おなかのことを常に意識し、トイレチャンスがないと冷や汗

慢性下痢とは、1日に3回以上、2～3週間以上も下痢が続く状態のことです。程度や原因は人によってさまざまですが、ストレスがかかる状況や、トイレに行きにくいような状況（電車の中や渋滞など）で起こる傾向があります。常におなかの調子が気にかかり、少しの刺激にも敏感になって症状が悪化しやすくなります。

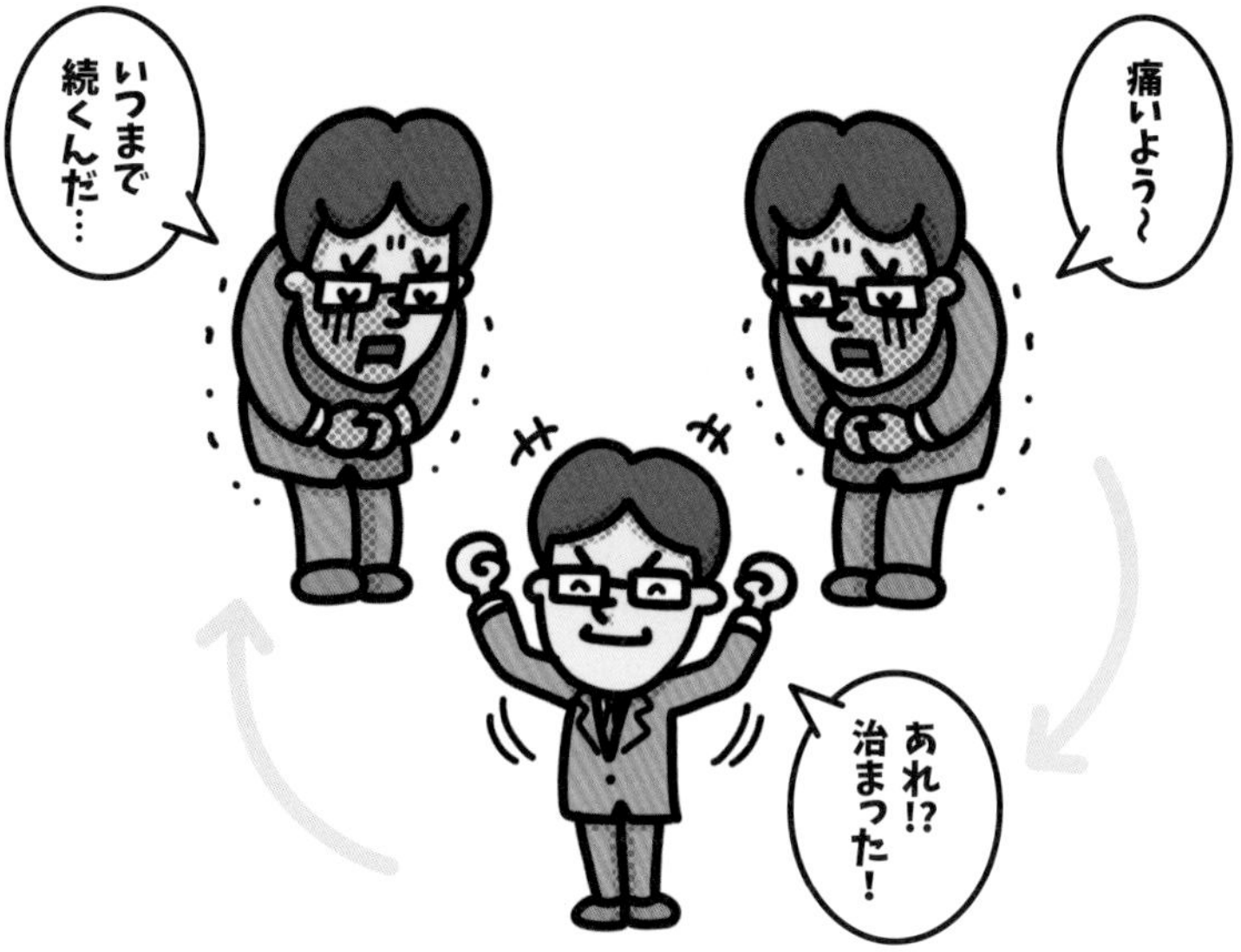

痛みが治まったと思ったら また同じ症状が出始める

数週間続いていた下痢が治まると、もう大丈夫だとうれしくなり、張り切って仕事を頑張りすぎるなど、無理をしてしまいがちです。しかし、少しでも緊張や不安を感じると、また下痢の症状を引き起こすことになってしまうのです。少しのストレスでも敏感に反応するのが、慢性下痢によくみられる傾向です。一度治まったからといって安心するのは早いです。自分はどういったストレスに弱いのかといった、過敏性腸症候群を発症する原因に目を向けて慎重に対処していくことが大切です。

シーン1 移動中に突然、腹痛が起こる

（20代男性の場合）

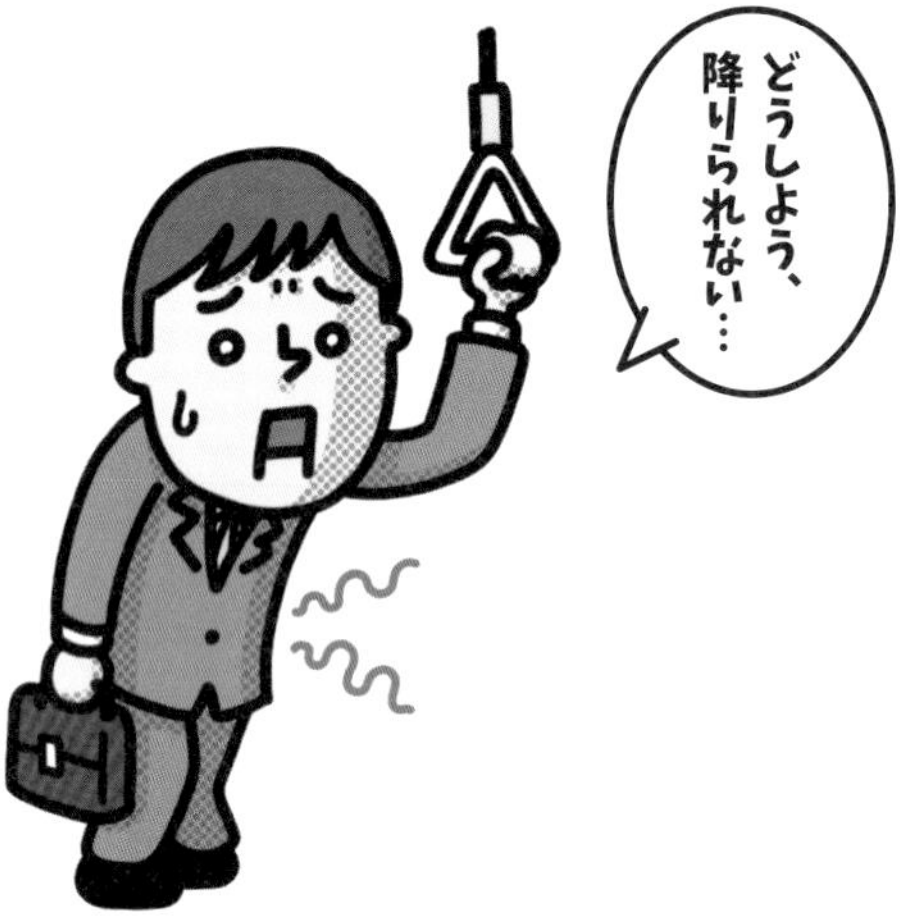

密閉空間に置かれるとストレスがかかってしまう

下痢型の人が特に恐れているのが、「トイレに行けない状況」です。電車の中や高速道路での渋滞といった密閉空間、また試験中や会議中など、かなり行きにくい状況に置かれたときに腹痛と下痢の症状が出ます。「トイレに行けない」「トイレがない」そう考えただけで不安で仕方がなくなり、おなかが痛くなってしまうのです。そのため、下痢型の人はいつでもトイレに行けるという安心感を得るために、通学や通勤では各駅停車の電車を使うといった策を講じているようです。

シーン2 勉強中など集中するべきシーンでおなかが痛む

（20代男性の場合）

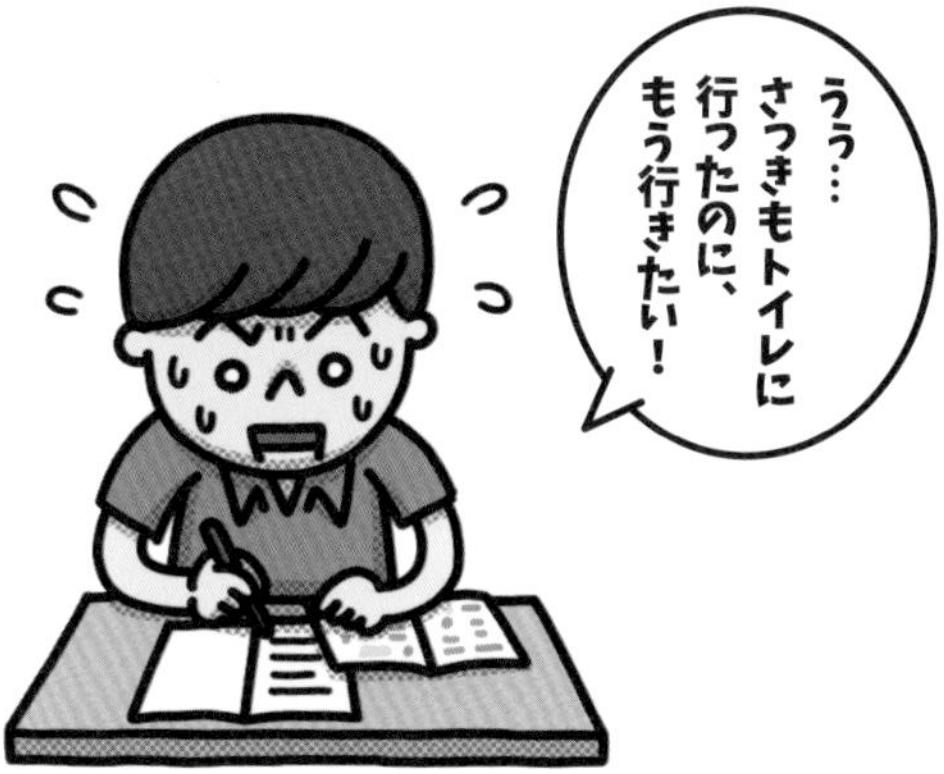
うう…
さっきもトイレに
行ったのに、
もう行きたい！

おなかを下しているせいで何事にも集中できない

腹痛と常に隣り合わせだと、日常生活に支障をきたします。勉強中や仕事中に過敏性腸症候群の症状が出ると、その痛みや、何度もトイレに立つせいで、やるべきことの内容が頭に入ってこず、なかなか集中できません。それによって、学生なら試験の結果が悪く成績が下がったり、社会人なら仕事が進まずミスをしたり、本来の実力を発揮できないことがしばしば起こります。そして、頑張らないといけない、集中しないといけない、というプレッシャーがまた腹痛の症状を招き寄せてしまうのです。

シーン3 プレゼンなどでの緊張

（20代男性の場合）

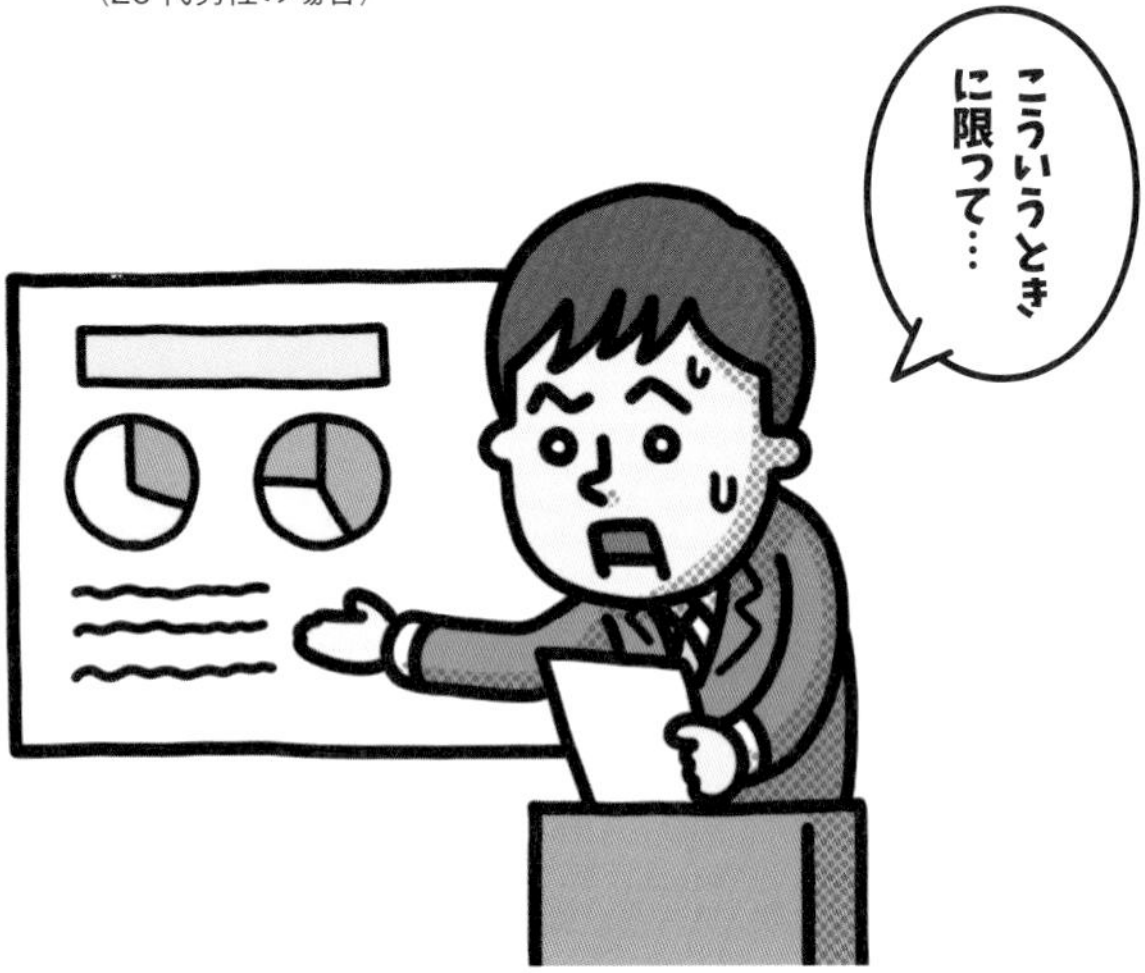

緊張を感じる場面で腹痛が発生する

会社や学校で、プレゼンなどの大勢の前で話すことがあると、その前から緊張しておなかが痛くなってしまいます。大事なシーンなので誰にもいえず、退席するわけにもいかず、限界まで耐えようとしますが、結局我慢できずにトイレに駆け込むというケースが多いようです。少しのプレッシャーでもおなかが反応するので、その症状に疲れ果てている人も多くいます。周りからはよくおなかを壊す「トイレの人」としてみられている気がし、またそのことが新たなストレスにもなり、悪循環に陥ります。

シーン4 将来への不安

（30代女性の場合）

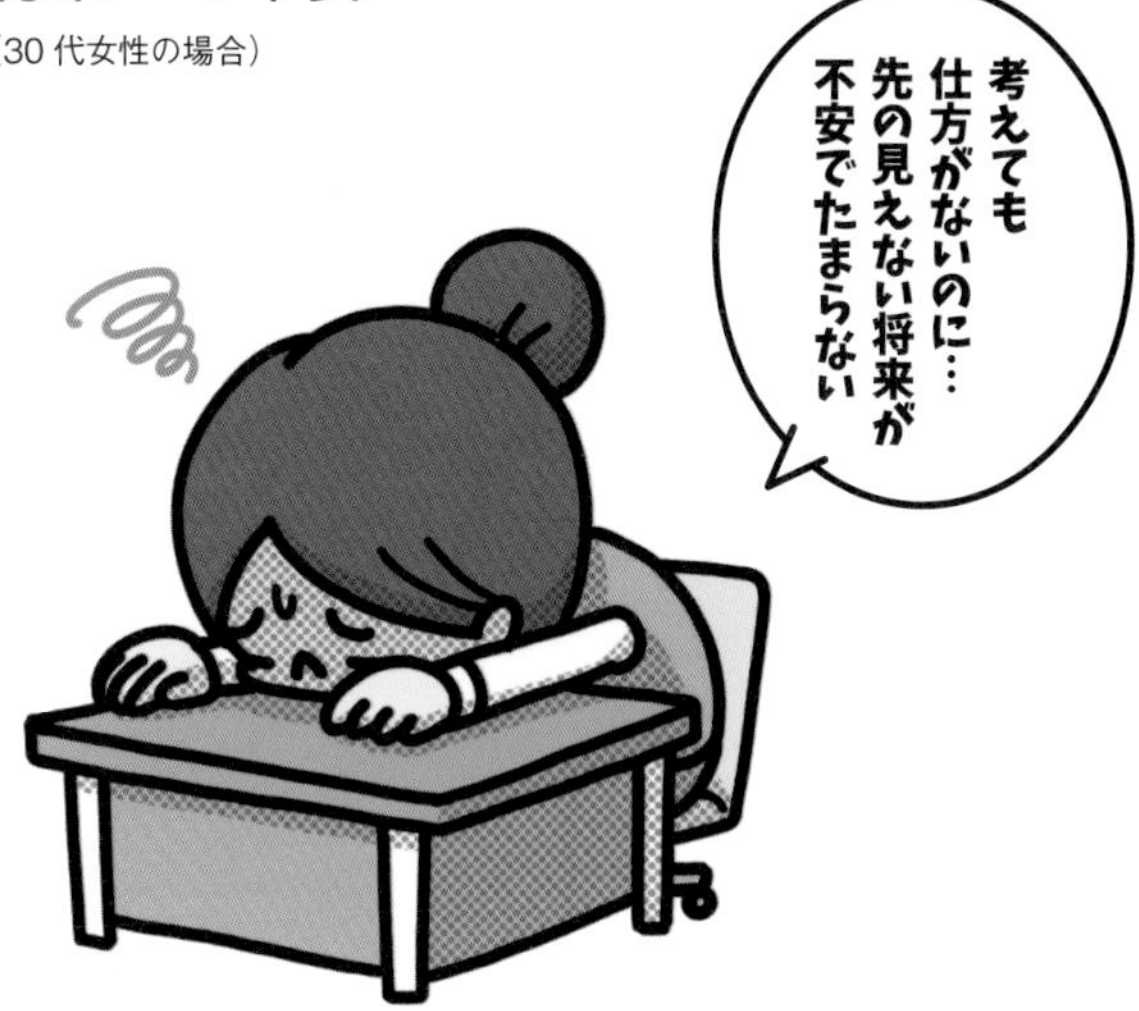
考えても
仕方がないのに…
先の見えない将来が
不安でたまらない

不安な気持ちが大きく、腹痛につながってしまう

進学や就職、仕事、お金、結婚、出産などについて、自分のこれからの人生をネガティブな方向に深く考えすぎてしまうことで腹痛が起こります。将来への不安に加えておなかの症状にも悩むことになり、その気持ちはどんどんエスカレートしていってしまいます。そしておなかの症状も、よりひどくなるといった悪循環に陥ってしまうのです。さらには「この症状のせいで幸せになれない」と考えるようになり、病気のせいにしながらどんどん気持ちが沈んで立ち直れなくなってしまう恐れもあります。

［下痢型有病率］

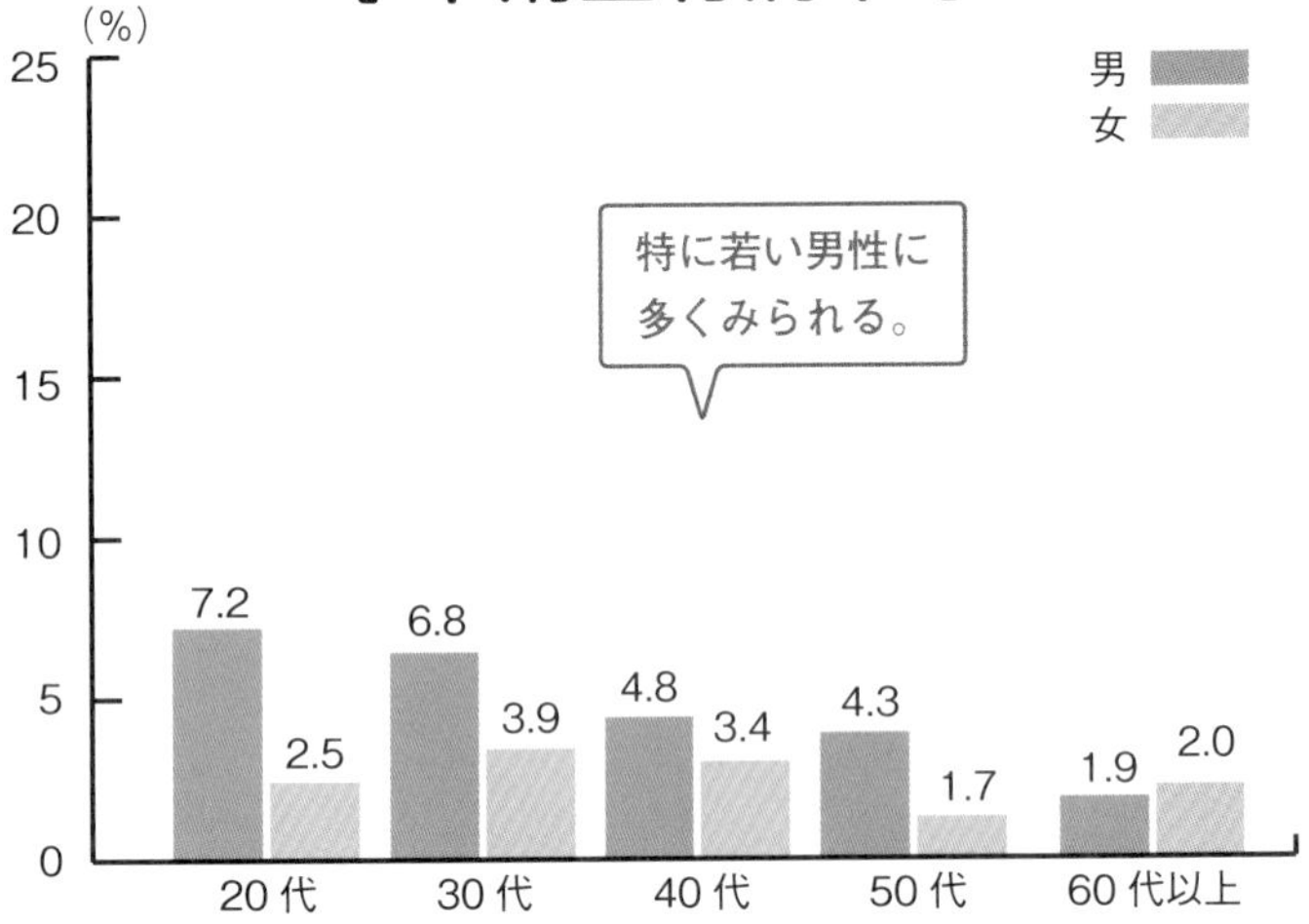

引用：IBSネット（https://ibsnet.jp/geri/ibs/）

特に若い世代の男性が下痢の症状に悩まされている

下痢型は、特に男性に多くみられます。仕事や家庭内でのプレッシャーを感じてストレスが溜まっていく傾向があるようです。通勤途中に電車を降りて駅のトイレに駆け込んだり、会議を途中退席したり、日常生活に支障が出る場合も少なくありません。そのような状態が続くと、「会社での自分の評価に関わるのではないか」などといった不安が生じて、さらなる精神的負担を抱えるようにもなります。上司や同僚に病気のことを話して、理解してもらっておくのもよいでしょう。

［今できること］

できること
① **常備薬**を持ち歩く

できること
② **ナプキン**を利用する

できること
③ 替えの**パンツ**を携帯する

おなかが痛くなっても安心できる準備をする

下痢の症状を今すぐに止めることはできませんが、一時的に安心できるような準備をしておくことで、ストレスを和らげられます。おなかが痛くなったときのための「常備薬」、漏れそうなときにつけておく「ナプキン」、漏れてしまったときのための「替えのパンツ」といったアイテムを常に用意しておくとよいでしょう。

また、下痢は脱水症状を引き起こしやすいので、こまめに水分を補給するようにしてください。冷たい水だとおなかを冷やしてしまうので、季節を問わず常温の水を飲みましょう。

IBSタイプ

下痢型 ③

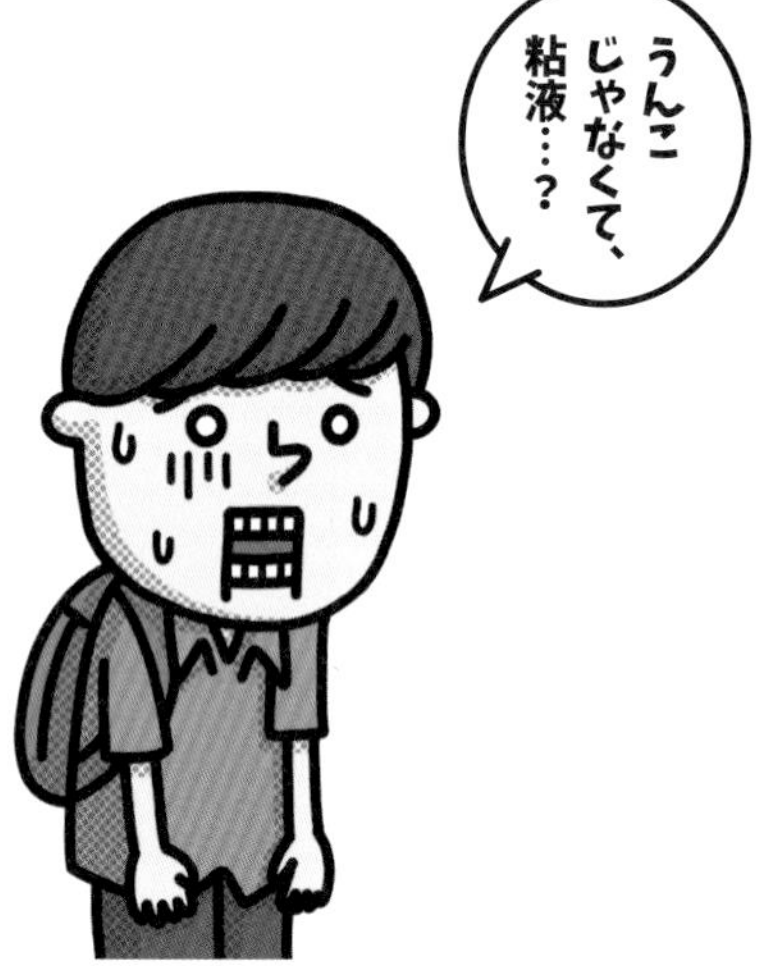

排便前後に腹痛が起こり、大量の粘液が出る

排便なのに出るのは粘液
臭いが気になってまたストレスに

下痢型の人のなかには水様便が出ることに加え、粘液が分泌される人もいます。この粘液は臭いがきつく、このような人は特にそのことに頭を抱える人が多くいます。肛門が粘液によって湿ることもあり、臭いが漏れているのではないか、服に染みているのではないかとたまらなく不安になってしまうのです。

[下痢型の腸の様子]

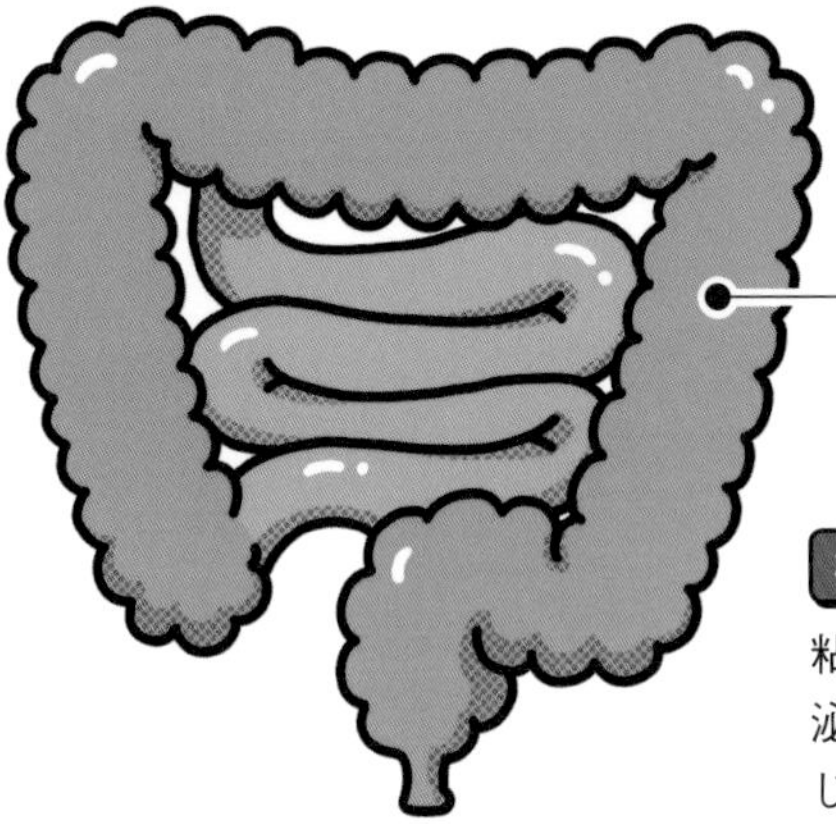
様子
粘液が過剰に分泌され、便と混じっている。

腸内環境を整える粘液が体外に多く出てしまう

粘液という得体の知れないものが出ると驚きますが、これは決して有害物質ではありません。本来は大腸が傷ついたときに修復したり、便の流れをよくするために分泌される、体にとって必要なものなのです。通常であれば、便と一緒に大量に出てしまうということはありません。

しかし、過敏性腸症候群の下痢型でもこのような人は、水様便と一緒に粘液も出てしまう、または排せつされるほとんどが粘液であることがあります。排せつする前後に強い腹痛を伴うことも特徴的なつらい症状です。

拭き残しの粘液が
肛門に付いたままだと…

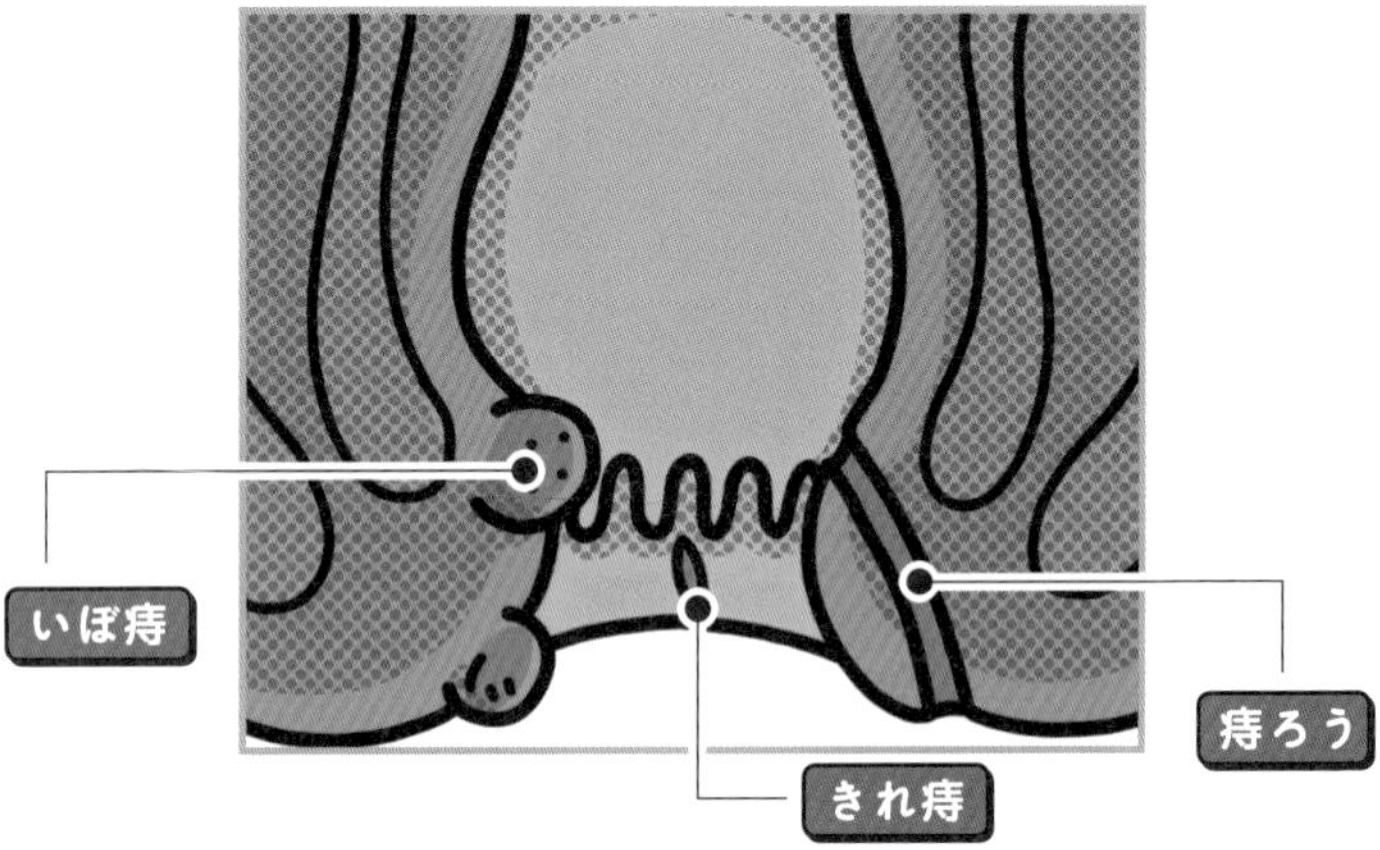

肛門に負担がかかり、痔《じ》になりやすくなる

分泌液が多い下痢症状がある場合、下痢を抑えるために肛門括約筋《かつやくきん》が常に緊張して圧力がかかり、肛門周囲の血管がうっ血して、痔（いぼ痔、きれ痔、痔ろうなど）を併発するリスクが高まります。痔も過敏性腸症候群と同じくとてももつらい症状です。そして、過敏性腸症候群と痔の二重の苦しみを味わうことになると新たなストレスが生まれます。そのストレスがさらに元のストレスを大きくする、といった負のスパイラルに陥ってしまうのです。

[今できること]

できること
① 強い力で肛門を拭わない

できること
② ウォシュレットを利用する

できること
③ 消毒液を使用する

肛門がかぶれないようにしっかりケアする

肛門にはシワがあるので、トイレットペーパーだけでは拭えない部分があります。肛門の汚れをきれいにしようとしてつい強く力を入れ、何度も拭うのは肛門に悪影響です。

肛門にできるだけ負担をかけないためには、ウォシュレットを使ったり、細菌を減らすための消毒液を使用したりするのが望ましい方法です。ただし、ウォシュレットを強い水圧で使用するなど、あまり神経質に洗浄をすると、必要な皮脂も流れてしまい、皮膚炎を起こす可能性があります。

IBSタイプ

便秘型

出そうで出ない！腰まわりが常に重苦しい

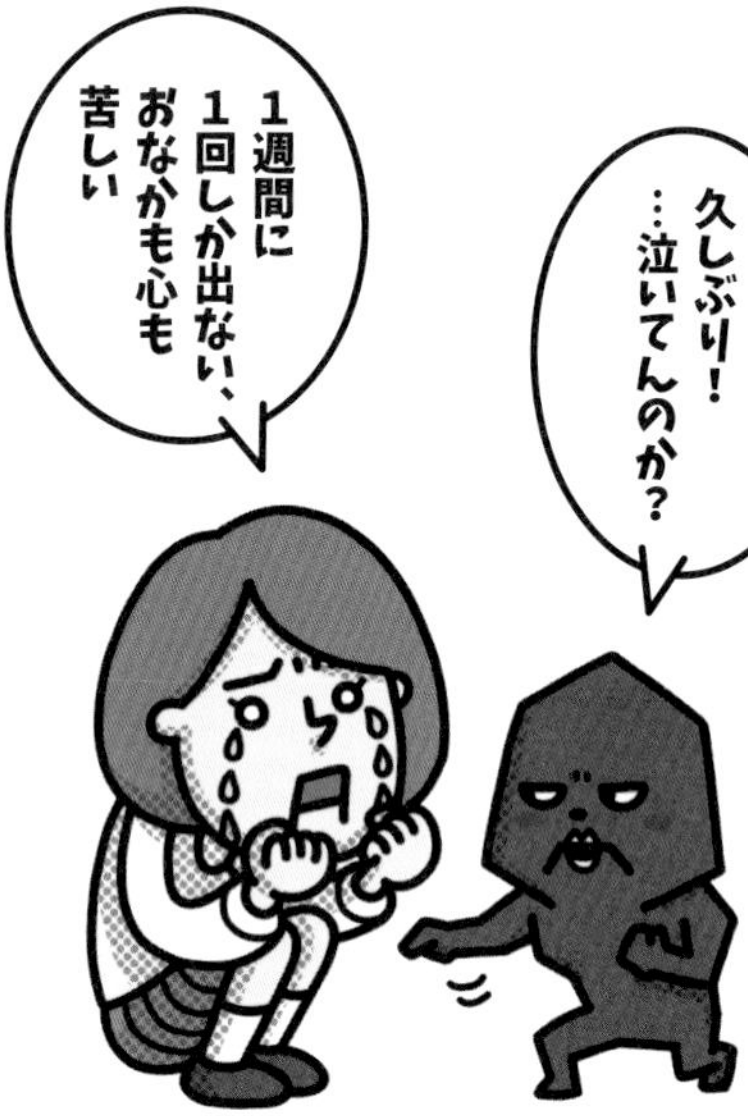
1週間に1回しか出ない、おなかも心も苦しい
久しぶり！…泣いてんのか？

おなかの不快感がずっと続き、排せつしてもすっきりしない

便秘型の人は、1週間便が出ないということがざらにあります。毎日食事して、便は作られているのに排せつされず、おなかの中に大量に溜まった状態となっています。そのため、おなかまわりは常に重苦しくなってしまうのです。便が出たとしても、かたくコロコロとしたもので、排せつする際に痛みを伴うことがあります。

[便秘型の腸の様子]

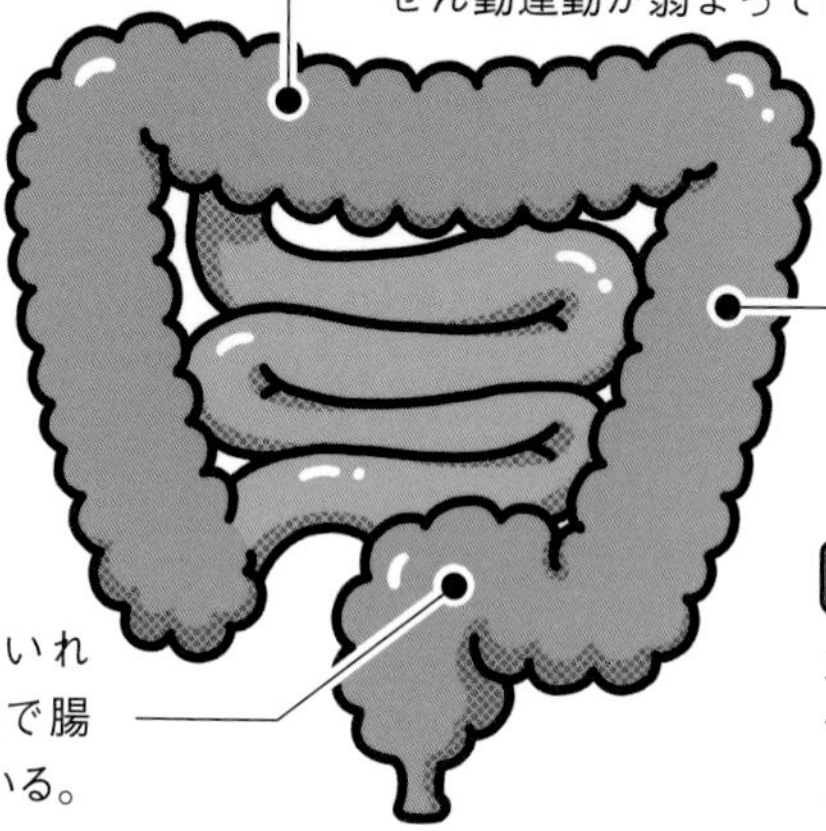
様子1
ぜん動運動が弱まっている。
様子2
ストレスなどで収縮して狭くなっている。
様子3
S状結腸のけいれんなどが原因で腸が細くなっている。

腸の動きが遅く、水分がなくなってしまう

腸の運動が鈍くなったり、ストレスによって腸が縮こまって狭くなったりすると、消化物が通りにくくなります。そうすると、消化物が腸内に長時間とどまることになってしまうのです。その結果、消化物の水分が腸に吸収されすぎ、かたくコロコロとしたウサギの糞のような便が作られます。また、いきむことで肛門周囲の血管に負担がかかっていぼ痔ができたり、肛門周囲の皮膚が切れたりすることがあります。さらに、かたい便が肛門を傷つけ、そこから雑菌が入り込んで炎症を起こす可能性もあります。

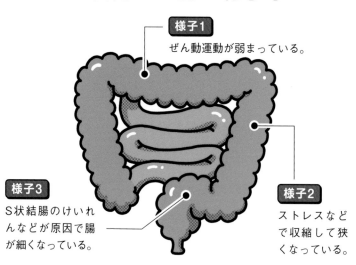

[便秘型有病率]

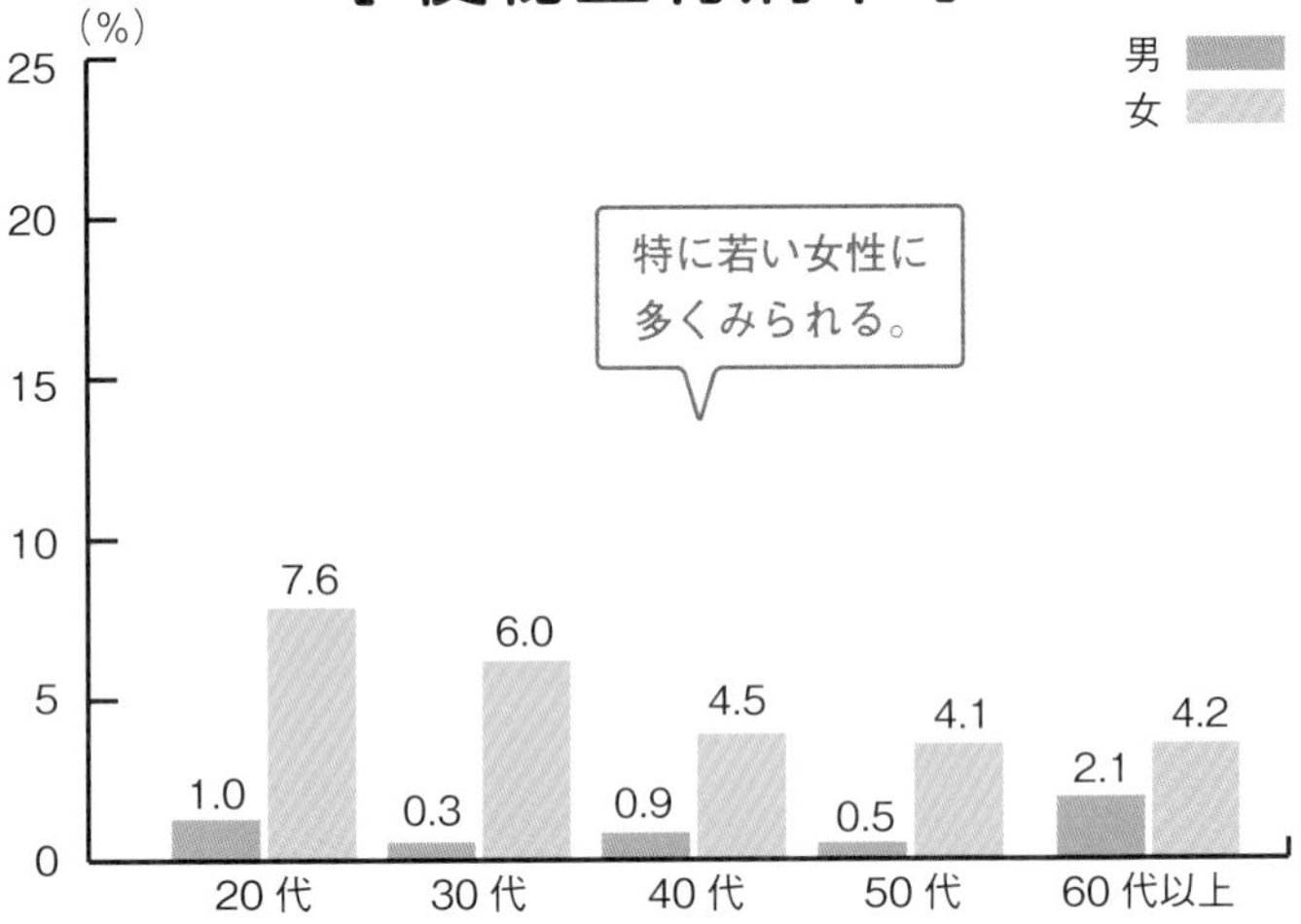

(%)
25
20
15
10
5
0
男
女
特に若い女性に
多くみられる。
1.0
7.6
0.3
6.0
0.9
4.5
0.5
4.1
2.1
4.2
20代
30代
40代
50代
60代以上

引用：IBSネット（https://ibsnet.jp/geri/ibs/）

女性の多くが便のつまりに悩まされている

女性は男性より腹筋が弱いため、腹圧（便を出すため腹筋に力を入れたとき、おなかにかかる圧力）がかからず、便が出にくい傾向にあります。腹筋が弱いと腸への刺激が弱くなり、ぜん動運動のサポートがしにくくなるのです。また、女性ホルモンの一種である「黄体ホルモン」が腸のぜん動を弱める性質があるため、これが多く分泌される生理前は便秘になることがよくあります。「恥ずかしいから」と便意を無理に我慢する習慣も、便意を感じにくくなって便秘を悪化させることになっているようです。

[今できること]

できること
① 排便しやすい姿勢を研究する

できること
② おなかまわりをマッサージする

できること
③ 軽いストレッチをする

少しでも排便するには気楽な心でいることが肝心

いつもより少し多く出たらいいな、という気楽な状態で対策を講じてみましょう。排便しやすい姿勢を研究したり、おなかまわりのマッサージや体のストレッチを気長に続けたりすることで、変化が見えてくるかもしれません。これらの対策は、たとえ便秘でなくてもメリットのあるものです。体を動かすことで気分転換になり、ストレスが解消される効果が期待できます。自分を追い込むようなストレッチではなく、「気持ちいい」と感じられる程度の、軽いものにとどめておくのがポイントです。

IBSタイプ

混合型①

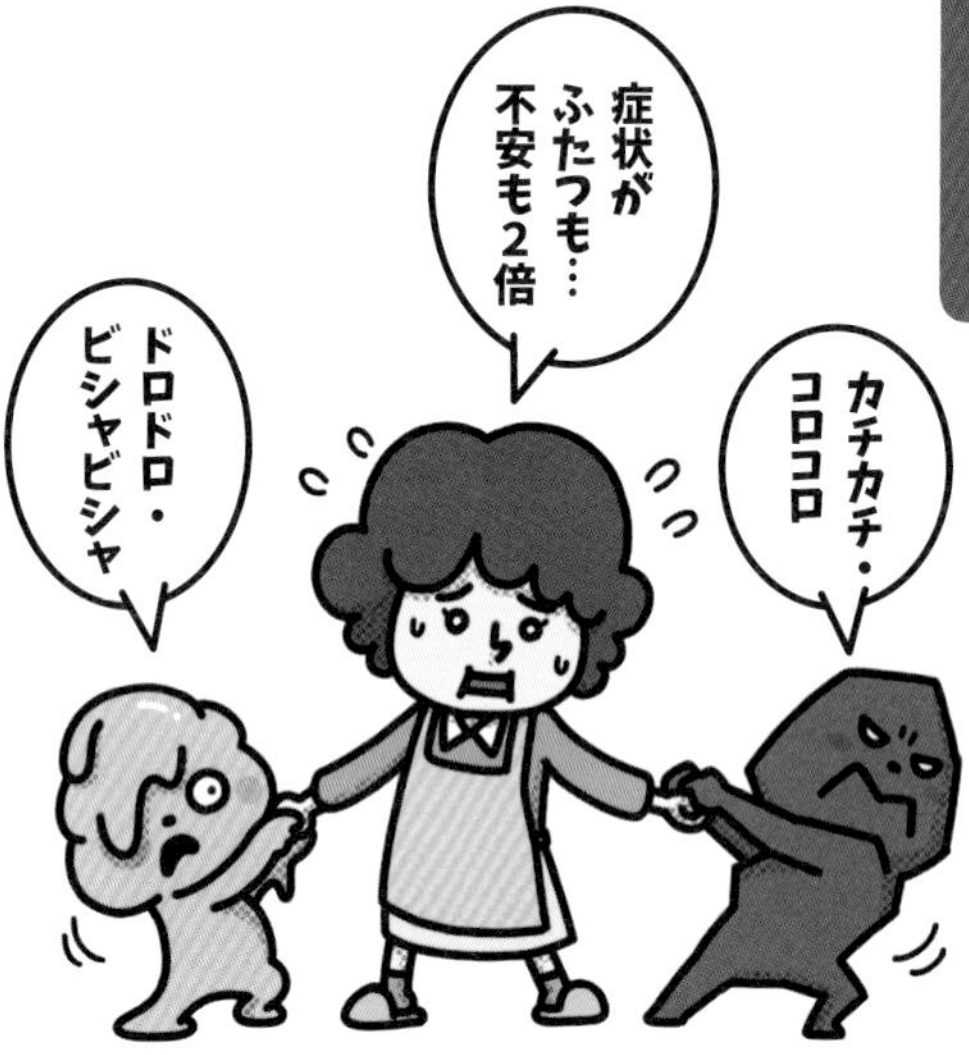

下痢と便秘が交互にやってくる

腸の忙しい動きに振り回され、体も心も疲労困憊《こんぱい》に

下痢と便秘が繰り返される混合型は、ふたつの症状が交互にあらわれることから、「交代型」ともいわれ、時によってかたい便とやわらかい便が排せつされます。混合型になったらその後ずっと同じタイプというわけではなく、混合型から下痢型や便秘型になったり、下痢型から混合型に変化したりというケースもみられます。

[ねじれ腸の様子]

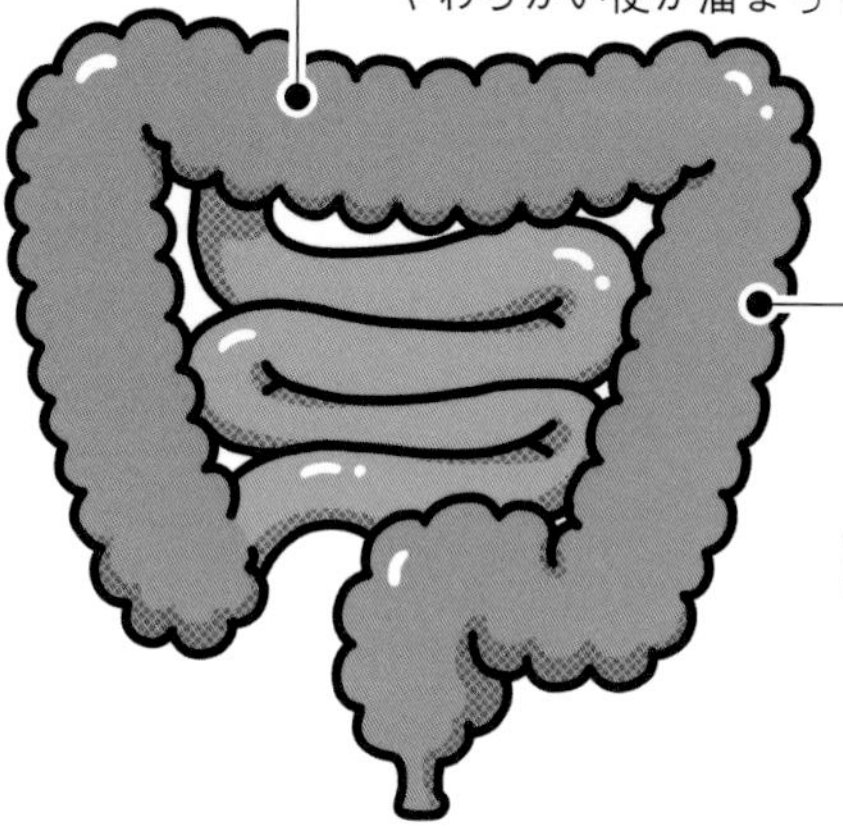
様子1
やわらかい便が溜まっている。
様子2
ねじれた部分に便が引っかかっている。

腸がねじれているなど
ストレス以外の原因を探る

過敏性腸症候群の大きな原因はストレスだと考えられていますが、混合型の場合には、腸のねじれによって下痢・便秘になる可能性も考えられます。日本人に多いとされるねじれ腸という形態異常による症状です。腸がねじれて一部が狭くなることで、便がつまって便秘になりますが、かたい便によってせき止められている便は下痢状態ですから、ようやく排便されると、次に下痢が続くということになるのです。ストレス以外にも原因があるかもしれないので、医師の診断や検査を受けることをおすすめします。

IBSタイプ

混合型②

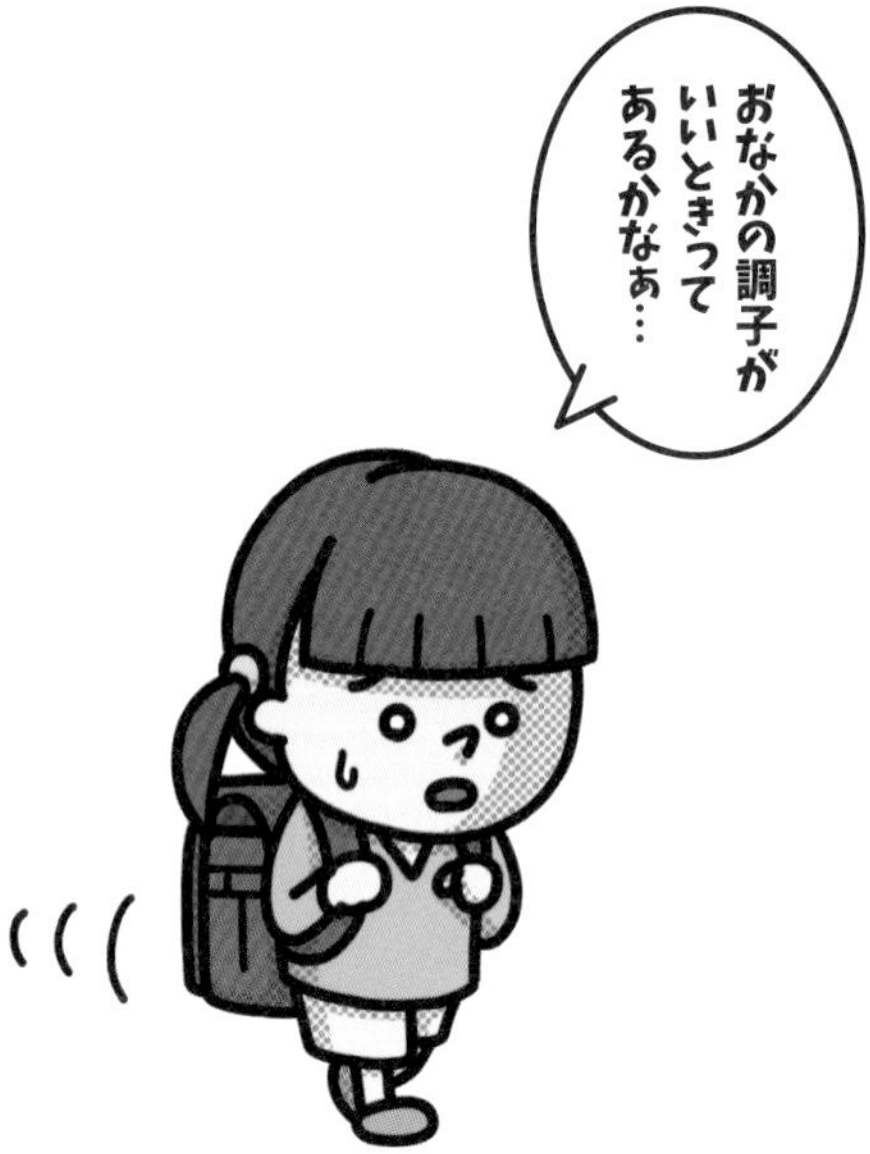

腹痛、下痢、便秘、膨満感がおなかを襲う

複数の症状が代わる代わるにやってくる

混合型は下痢と便秘の症状が2〜3日、あるいは1週間おきに交互にあらわれる傾向があります。それに加え、腹痛や腹部膨満感などといった症状も出ることがあります。複数の不快な症状によって、いつもおなかの状態は落ち着かず、違和感があったり、ごろごろしたりと気になって煩わしいものとなっています。

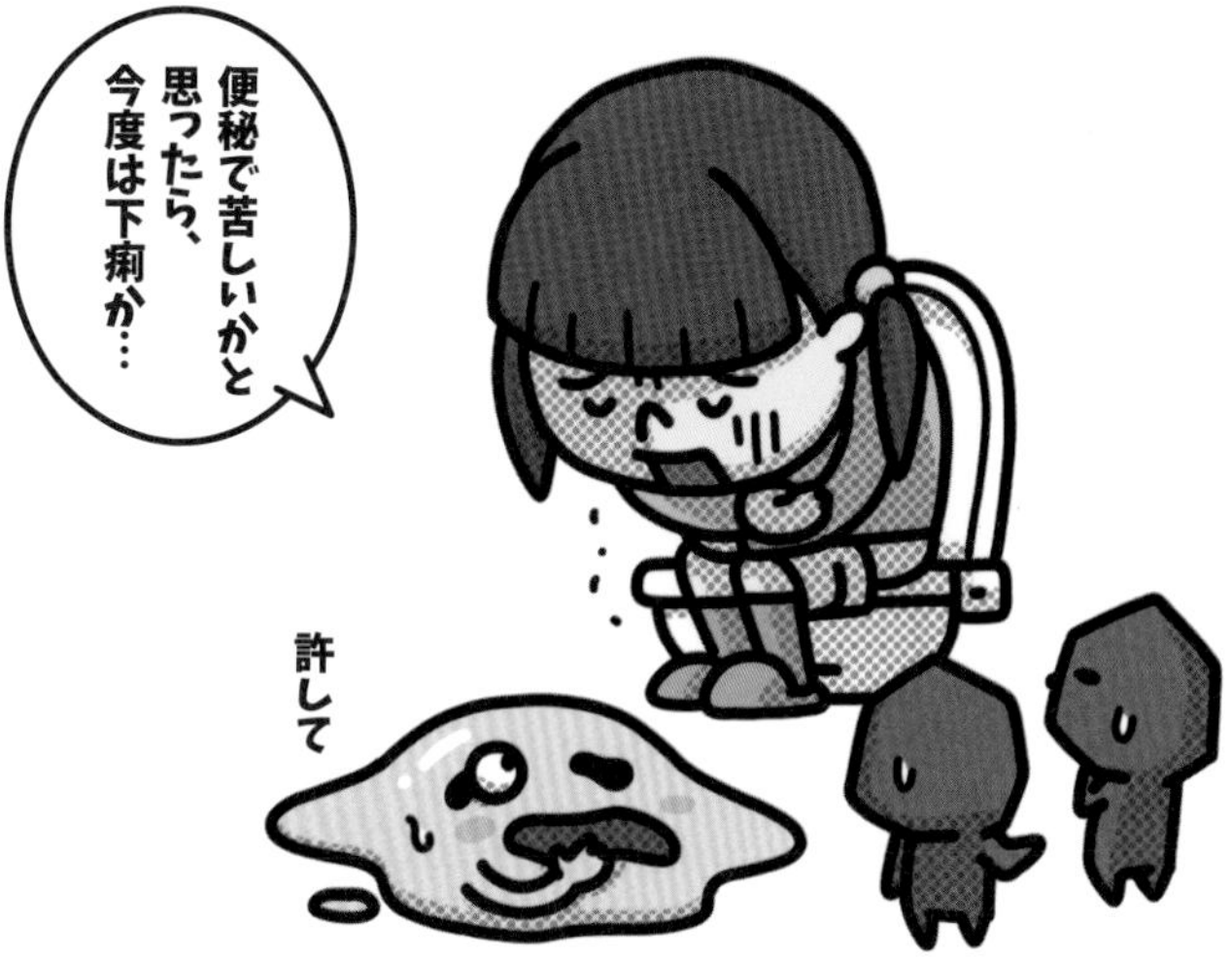
便秘で苦しいかと思ったら、今度は下痢か…
ごめん
許して

便秘のち下痢で毎日すっきりしない

下痢になったり便秘になったりと、いつどちらが発生するかわからないということが非常にやっかいです。下痢では激しい腹痛に襲われ、漏らしてしまうのではないかという不安が付きまといます。便秘のときは、排便してもたくさんの量は出ず、コロコロとした水分の少ない便で残便感があります。ときにはそのかたい便によって肛門が傷つくこともあります。腸の水分の吸収機能が高まりすぎてこのような状態になり、老廃物が排出できない日々が続けば腸内環境も悪くなっていきます。

[混合型有病率]

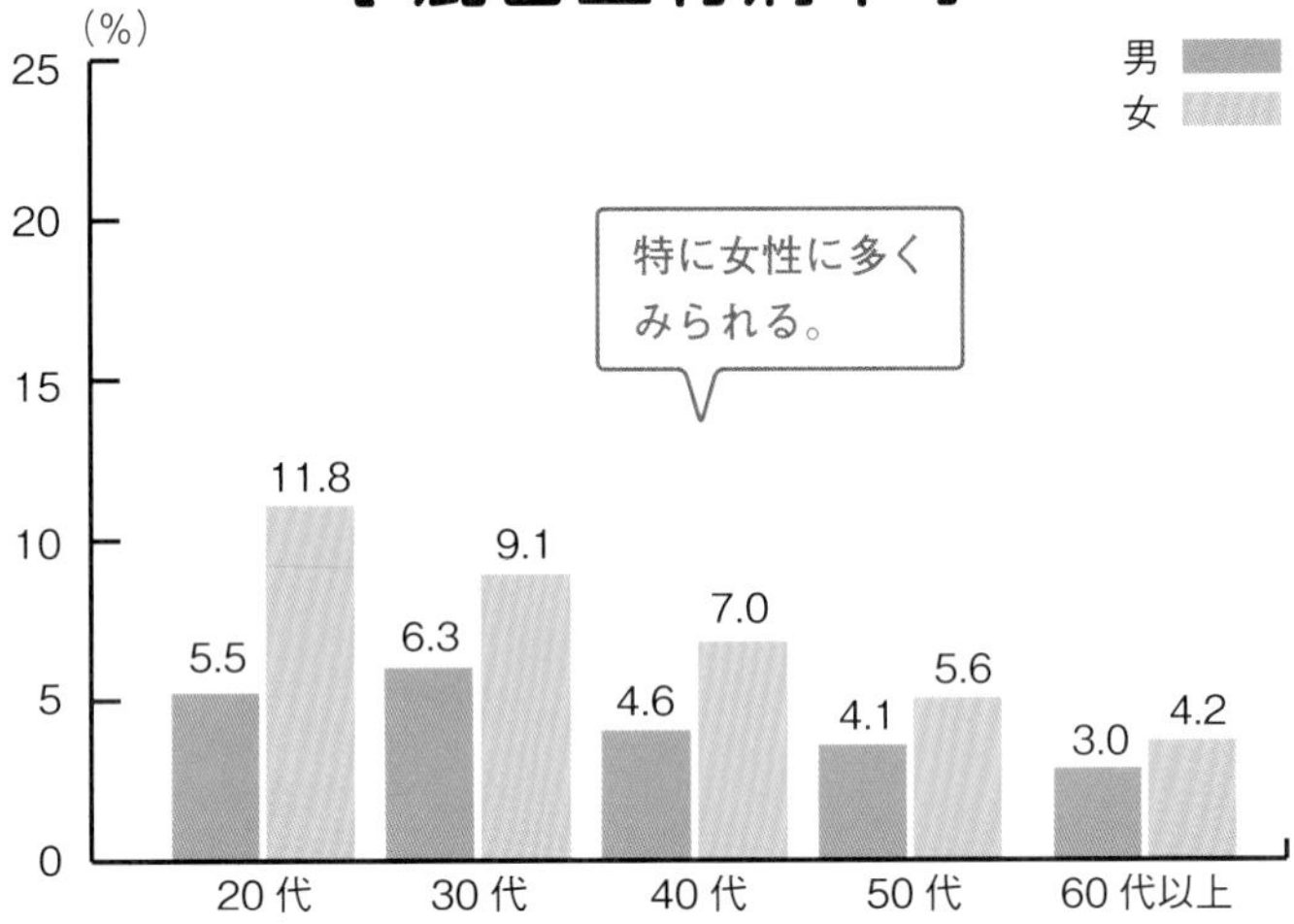

(%)
25
20
15
10
5
0
男
女
特に女性に多くみられる。
11.8
5.5
9.1
6.3
7.0
4.6
5.6
4.1
4.2
3.0
20 代
30 代
40 代
50 代
60 代以上

引用：IBS ネット（https://ibsnet.jp/geri/ibs/）

下痢と便秘の二択で真逆の症状に悩まされる

健康な便といわれる「バナナ状の便」が出ることはなく、かたい便かやわらかい便しか出ないといった症状に悩まされます。おなかの調子がはっきりせず正反対の症状が不定期に繰り返され、下痢か便秘かの二択状態が続きます。便通の異常以外に、頭痛や吐き気、不眠、食欲不振、おなかが張るといった症状を伴う場合もあります。それらによって精神的な負担を抱え、症状が悪化するケースも多くあります。男女ともにみられますが、便秘の症状があるということで、やはり女性がやや多いようです。

［今できること］

できること
① 急な下痢用に薬を持ち歩く

できること
② ストレッチを習慣にする

できること
③ オリーブオイルを摂取する

運動を取り入れ、食生活の改善を図る

混合型は、下痢と便秘の両方への対策が必要です。急に下痢の症状が出ることもあるので、そのための薬をかばんに入れておくと安心です。

また、体を動かすことを習慣にすると、便が出やすくなることがあります。腸がねじれている可能性も考えられるので、体をねじって腸を刺激するようなストレッチが効果的です。食品でいうとオレイン酸を含むオリーブオイルがおすすめ。オレイン酸は小腸を通って大腸まで残り、大腸のぜん動運動を促すとともに、便と混じって排せつの際に滑りをよくしてくれます。

IBSタイプ

ガス型

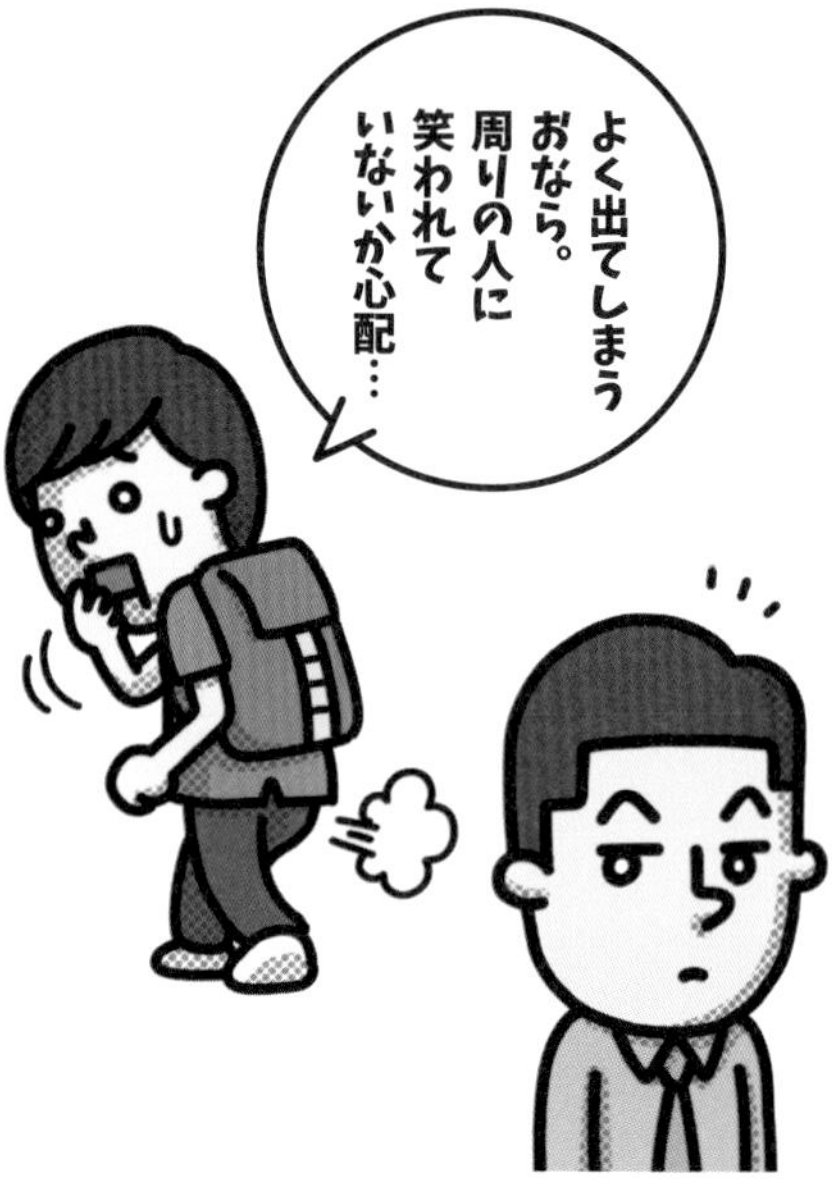
よく出てしまうおなら。周りの人に笑われていないか心配…

おなかにガスが溜まり、おならが頻発する

おならの頻度が高いうえに臭いが強くなりやすい

ガスが腸内に溜まって頻繁におならが出る、おなかが張って苦しいなどの症状があるガス型。健康な腸であれば、それほどおならが臭うことはありませんが、過敏性腸症候群である場合、臭いが強くなる傾向があります。そのため、「人前でおならが出たらどうしよう」という不安から、精神的苦痛を抱える人もいます。

[ガス型の腸の様子]

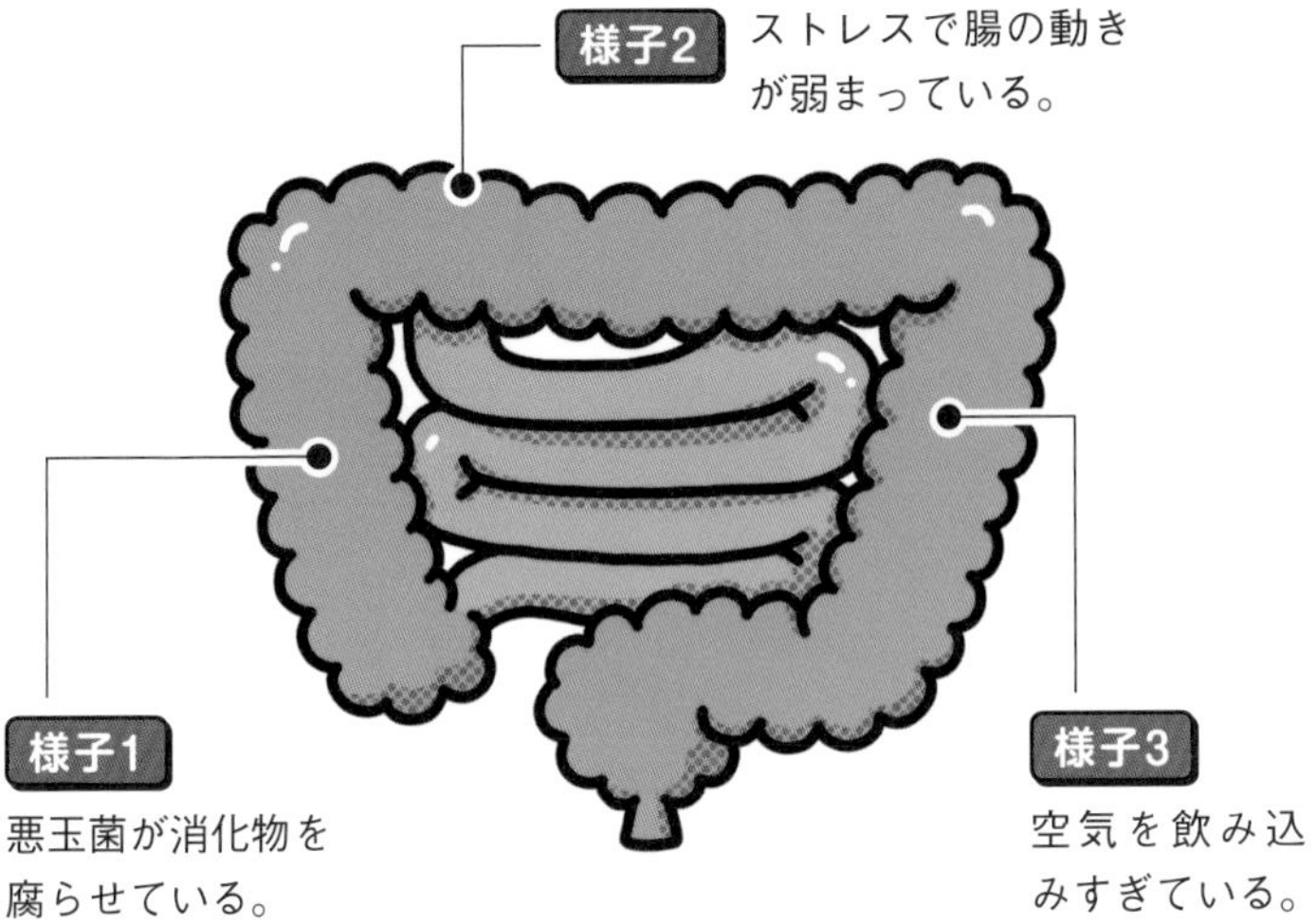
様子2
ストレスで腸の動きが弱まっている。
様子1
悪玉菌が消化物を腐らせている。
様子3
空気を飲み込みすぎている。

腸の活動が弱まり、飲み込んだ空気が停滞する

過敏性腸症候群の主な原因といわれるストレスが溜まると、自律神経のバランスが崩れます。それによって腸の活動が弱まり、飲み込んだ空気が溜まりやすくなります。またストレスを感じて早食いになるとガスを多く飲み込みます。

特にイモや豆類などは大腸で分解されてガスが増え、肉や魚のように動物性たんぱく質が多いものは、大腸で分解されたときに腐敗性ガスが生じて臭いがきつくなります。そのようなガスも、腸の活動が弱まると長期間停滞しておなかの張りの原因になります。

シーン1 同級生からからかわれるのがつらい

（小学生男児の場合）

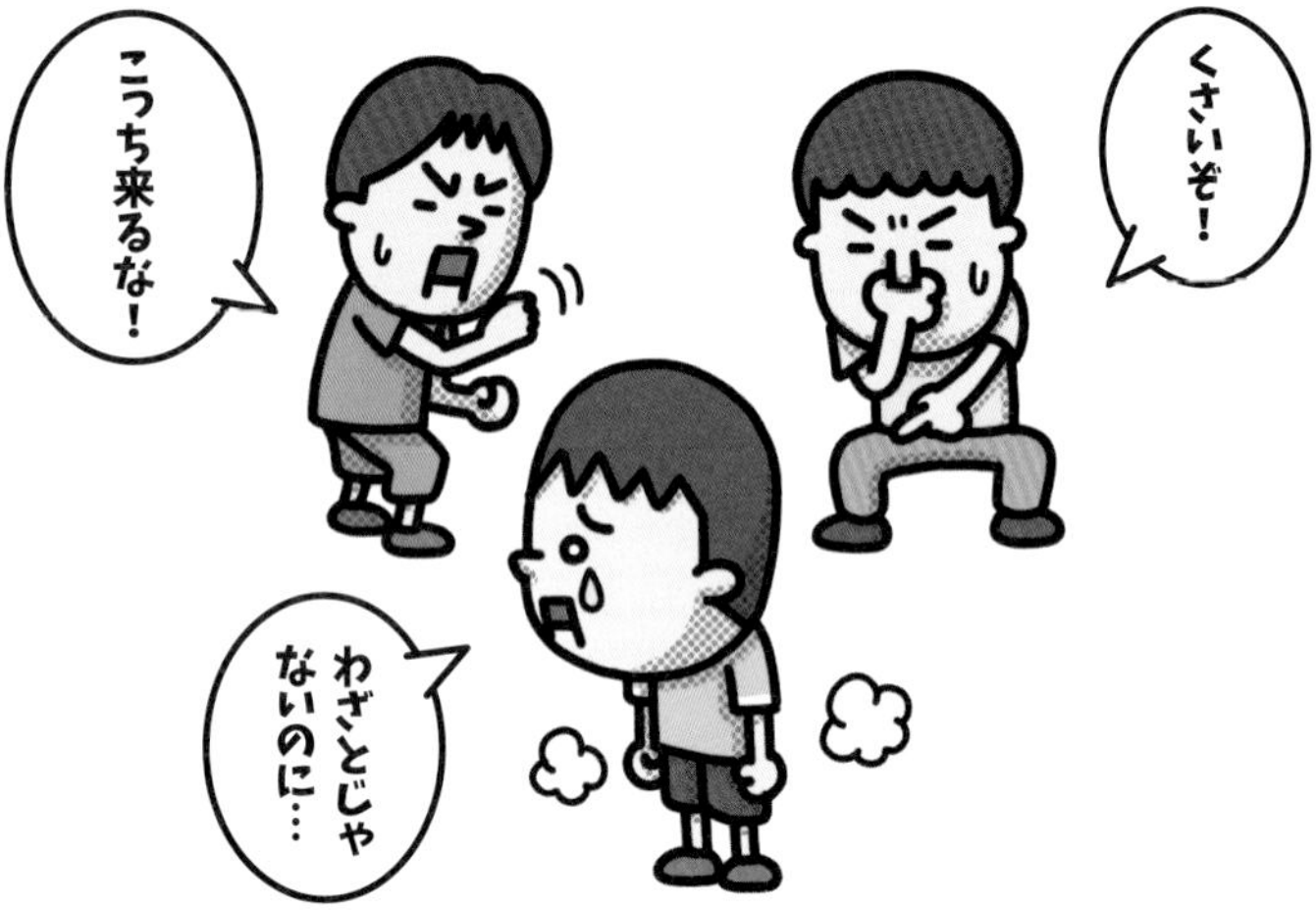

おならが原因でメンタル不調を併発する

学校や会社で過敏性腸症候群の症状が出ると、心ない言葉をかけられるなどのいじめにあったり、周囲から白い目で見られたりといったことが起きる可能性があります。病気に関わるものが「便」「おなら」といった人には話しにくい内容であるため、誰にも相談できずにひとりで悩みを抱えることになるケースがあります。そのせいで不登校やひきこもりになり、メンタル不調を併発することも考えられます。進学や就職が危ぶまれるなど、将来を脅かすことになり得るのも過敏性腸症候群の怖いところです。

シーン2 おならのせいでどこにも出かけられない

（20代女性の場合）

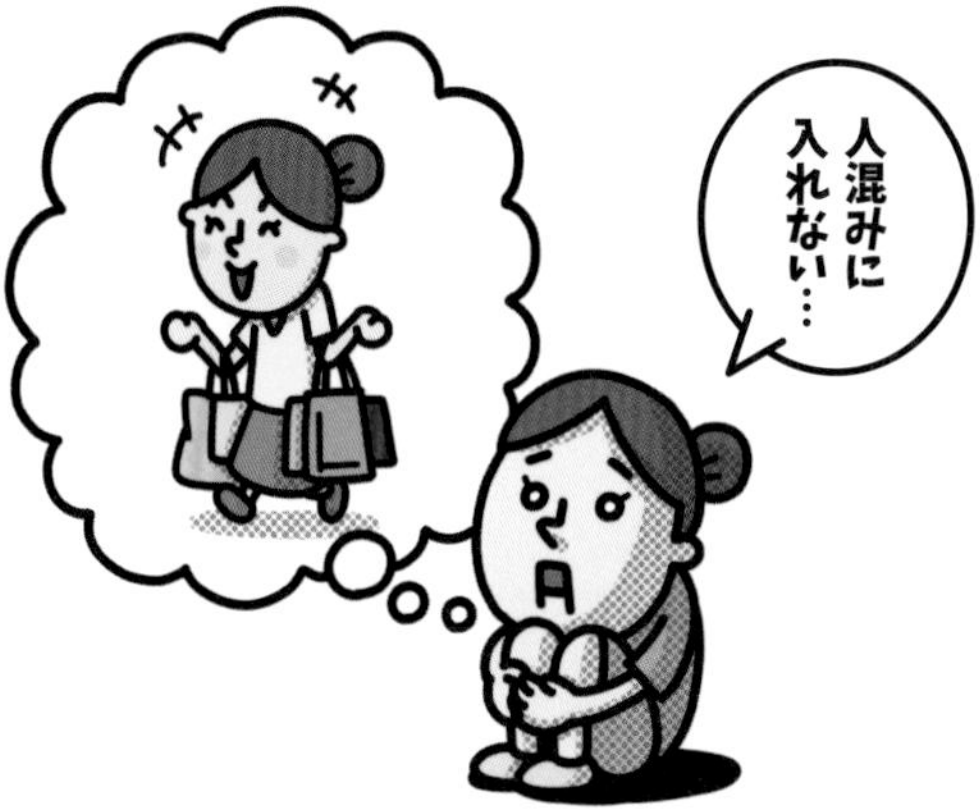

臭いを気にしすぎて臆病になってしまう

症状が長引くとおなかの張りに加えておならの頻度に悩むのはもちろん、ガス型は特に臭いがきついこともあり、それに対して敏感になってしまうことがあります。おならをしていないときでも、「常に自分が臭っている気がする」「周りからくさいと思われているのではないか」と過剰に心配し、外出したくてもできないという状態になる可能性があります。周りからは「たかがおならのことで…」と軽く扱われてしまいがちですが、ガス型の人からすると、かなりの苦痛を伴っているのです。

過敏性腸症候群
あるある
下痢編

あなただけじゃない！　意外といる、
過敏性腸症候群に悩む人たちの心の叫びを聞いてみよう。

あるある！

授業中にトイレに行く頻度が高すぎて、同級生の目が気になる。

あるある！

外出先で用を足した後のトイレには、臭いが気になるので誰も入らないでほしい。

あるある！

大事な日の前日や当日は決まっておなかが痛くなる。

あるある！

お店などでトイレがひとつしかないと、入るのをためらう。

あるある！

外のトイレを使うとき、隣に入っている人に音が聞こえていないかと心配に。

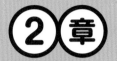

2章

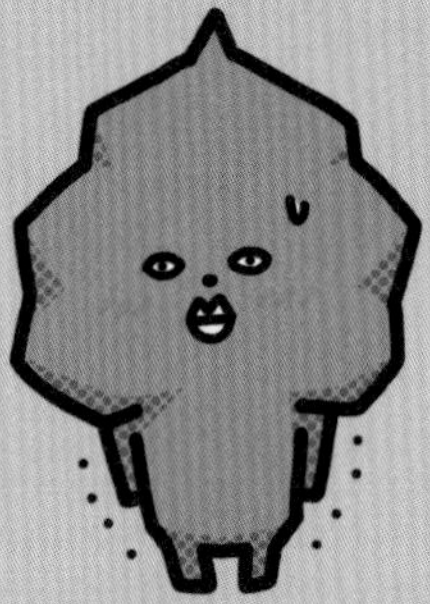

気質タイプ

人と同じような生活をしていてもおなかの調子が崩れることがあります。それはあなたの心の状態が原因かもしれません。つまり、気質が関係しているのです。症状を悪化させる要因を探りながら、自分との向き合い方を考えてみましょう。

どんな気質の人がなりやすい？

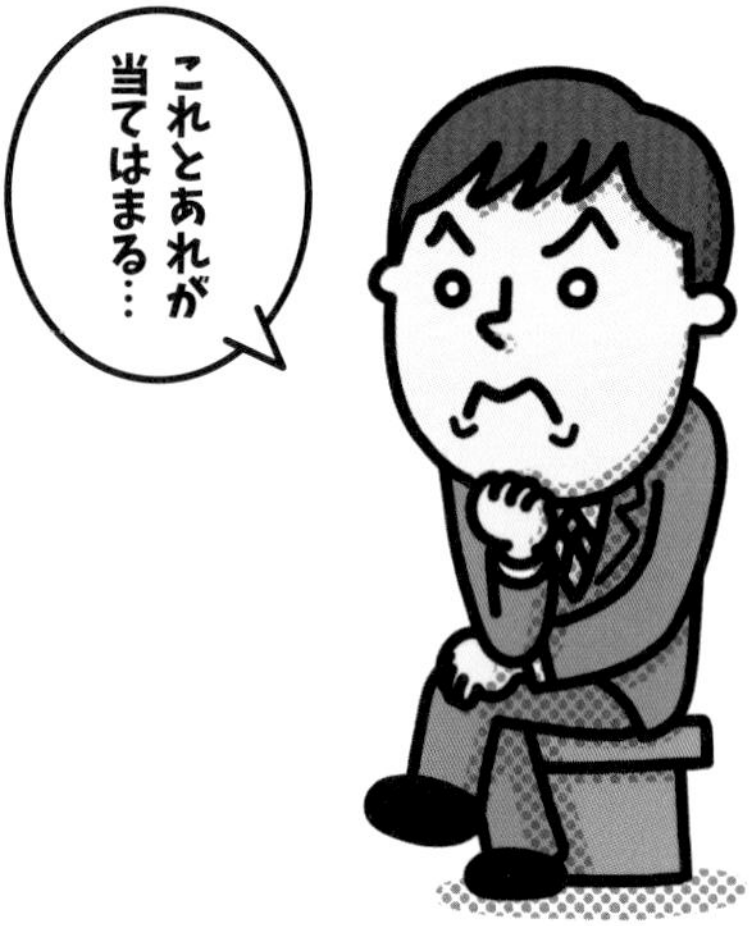

ストレスが生まれるのにはその人の気質も関係している

過敏性腸症候群は誰もがなる可能性のある病気ですが、少し神経質な人が多いといったように、なりやすい気質というのが確かに存在します。左ページの「なりやすい人の気質」に心当たりはありませんか。性格を変えることは容易ではありません。ただ、自分の気質を理解しておけば、気持ちを意識的にコントロールすることもできるでしょう。

なりやすい人の気質

努力家

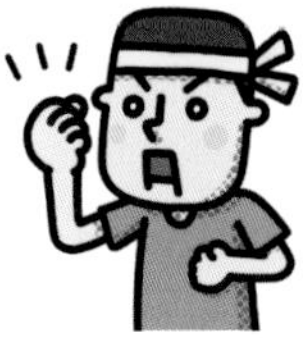

目標に向かって一生懸命に突き進み、常に結果を求めている。自分の時間や欲望を犠牲にすることもしばしば。

几帳面

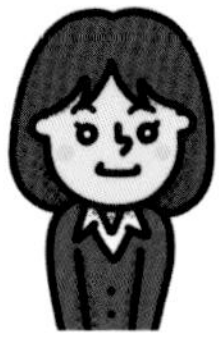

真面目で礼儀正しく、マナーを重んじる。時間や提出物に厳格で、身のまわりは常に整理整頓されている。

完璧主義者

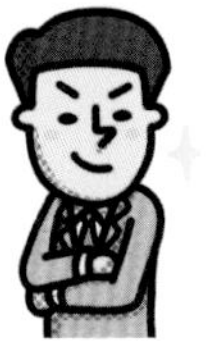

何事も100点じゃないと気がすまない。その神経質さが本人だけでなく周りも疲れさせている。

心配性

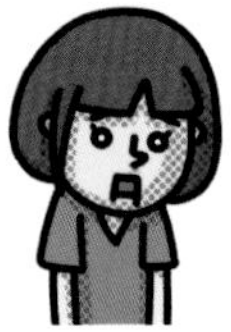

物事を深く考えすぎてしまい、不安を感じることが多い。仕事でちょっとしたミスをすると、長い間落ち込む。

生活リズムが乱れている人

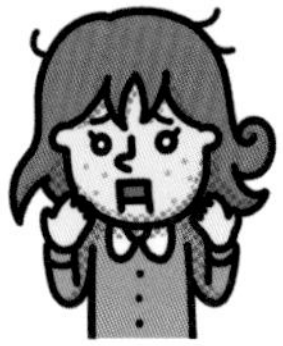

夜更かしや暴飲暴食で日々のストレスを発散。好きな時間に寝て好きな時間に起きるといった、昼夜逆転生活が続いている。

ストレスに弱い人

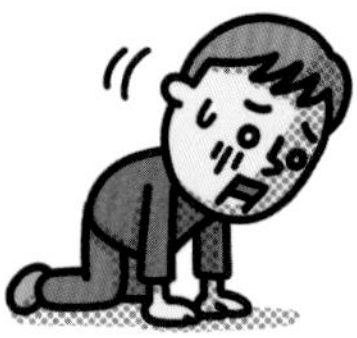

ちょっとしたプレッシャーで押しつぶされるような気持ちを抱える。胃がキリキリすることもある。

過敏性腸症候群のストレスの悪循環

ひとつのストレスが大きくなり、多様化する

過敏性腸症候群になったはじめのうちはおなかの痛みが主なストレスになります。それが続くと、「大事なときに症状が出たらどうしよう」「どうしてこうなってしまったんだ」「このまま治らないのではないか」といった不安が膨らみ、新たな悩みがどんどん派生しやすくなります。気が小さくなり、人とのコミュニケーションがうまくいかなくなることもあります。

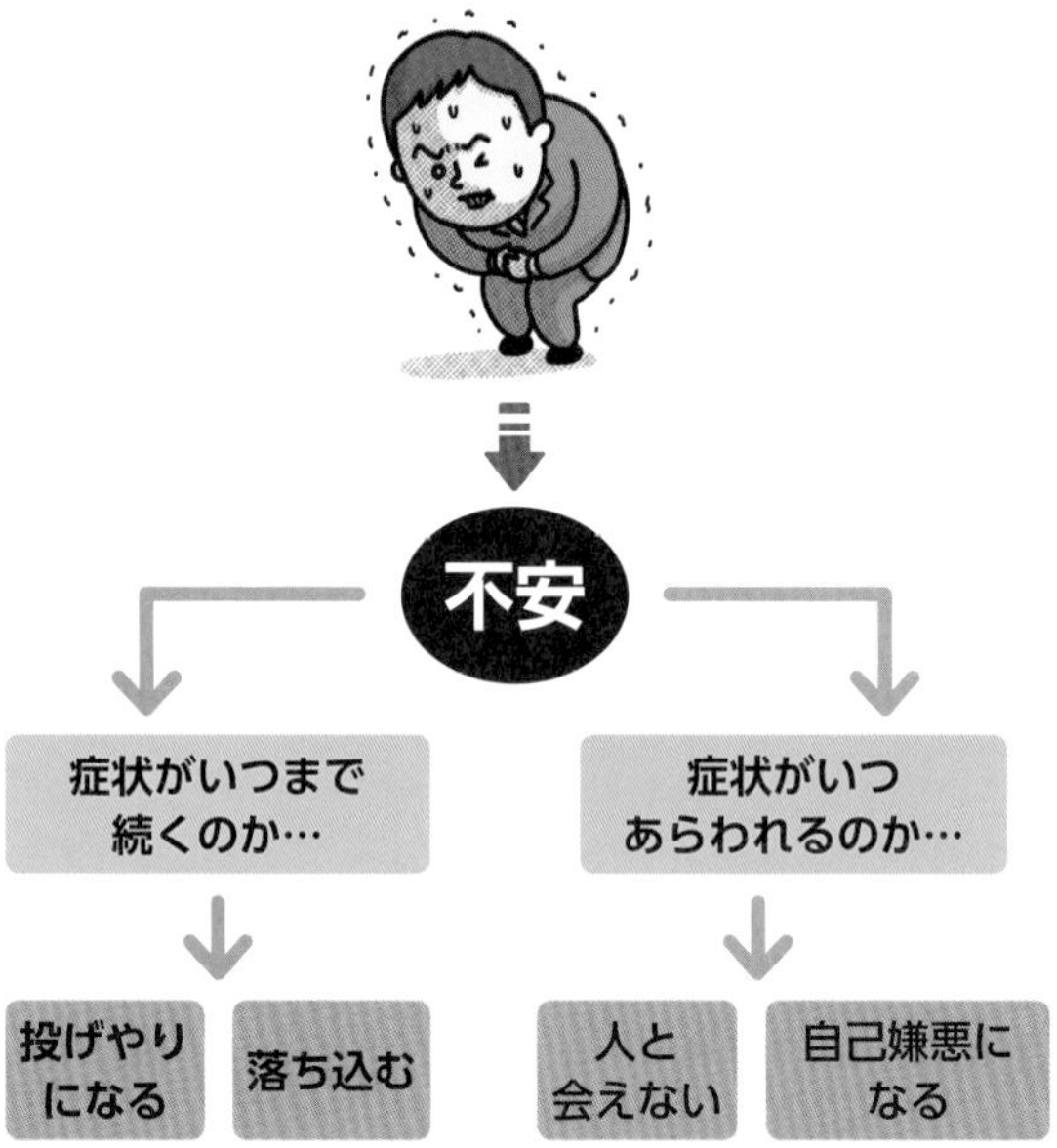

不安
症状がいつまで続くのか…
症状がいつあらわれるのか…
投げやりになる
落ち込む
人と会えない
自己嫌悪になる

[腹痛とストレスのループ]

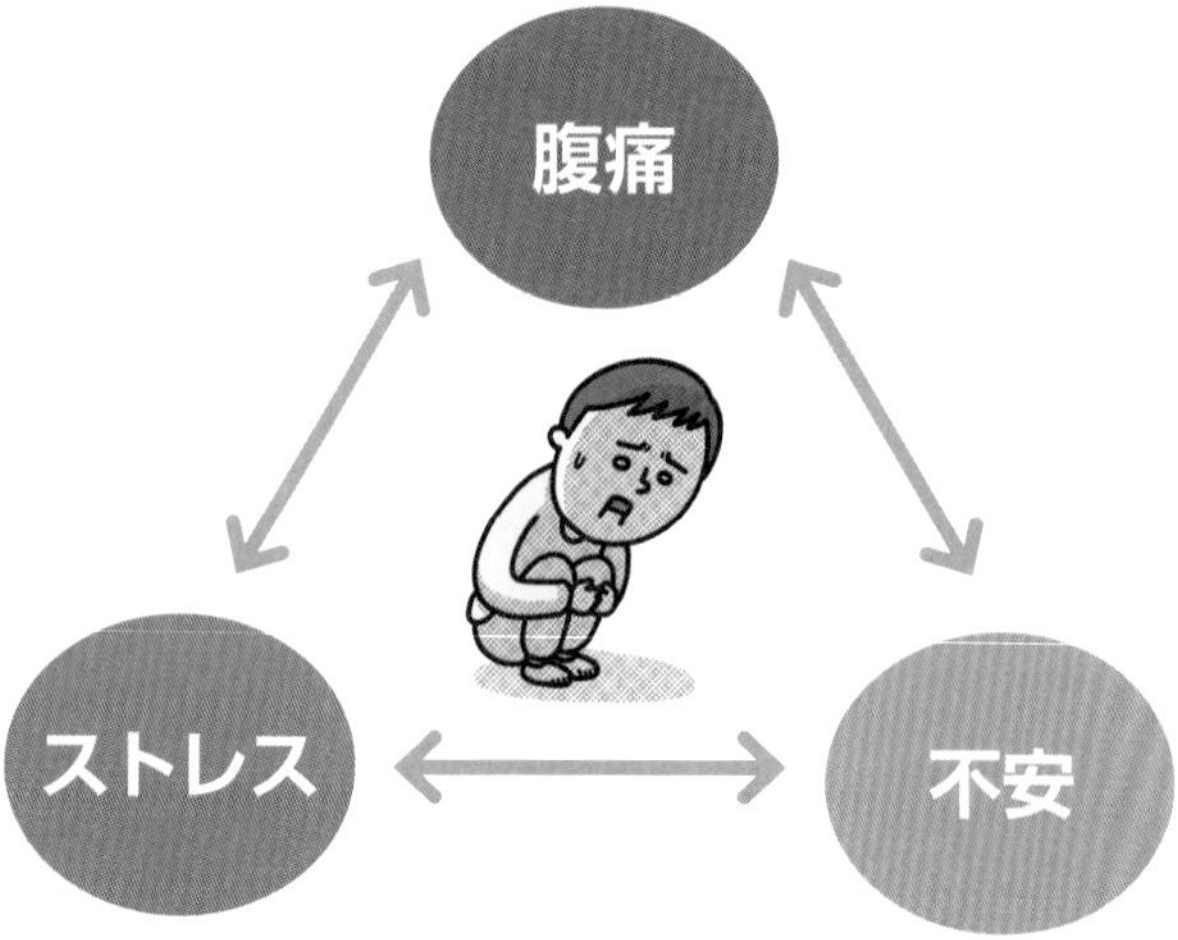

負のループに陥るとほかの病気も併発する

原因が結果となり、結果が原因となるのはよくあることで、それは過敏性腸症候群にも当てはまります。ストレスが症状を生み、その症状がさらなるストレスを生むのです。また、それを繰り返していくうちにストレスと症状が両方とも大きくなり悪化してしまいます。そして気づけば、負のループから抜け出せなくなるという事態になるのです。その結果、うつやパニック障害などのメンタル不調や、ほかの病気が生じることも考えられます。次ページから紹介する、ストレスとの向き合い方を確認しましょう。

いつもの ストレス

会議中

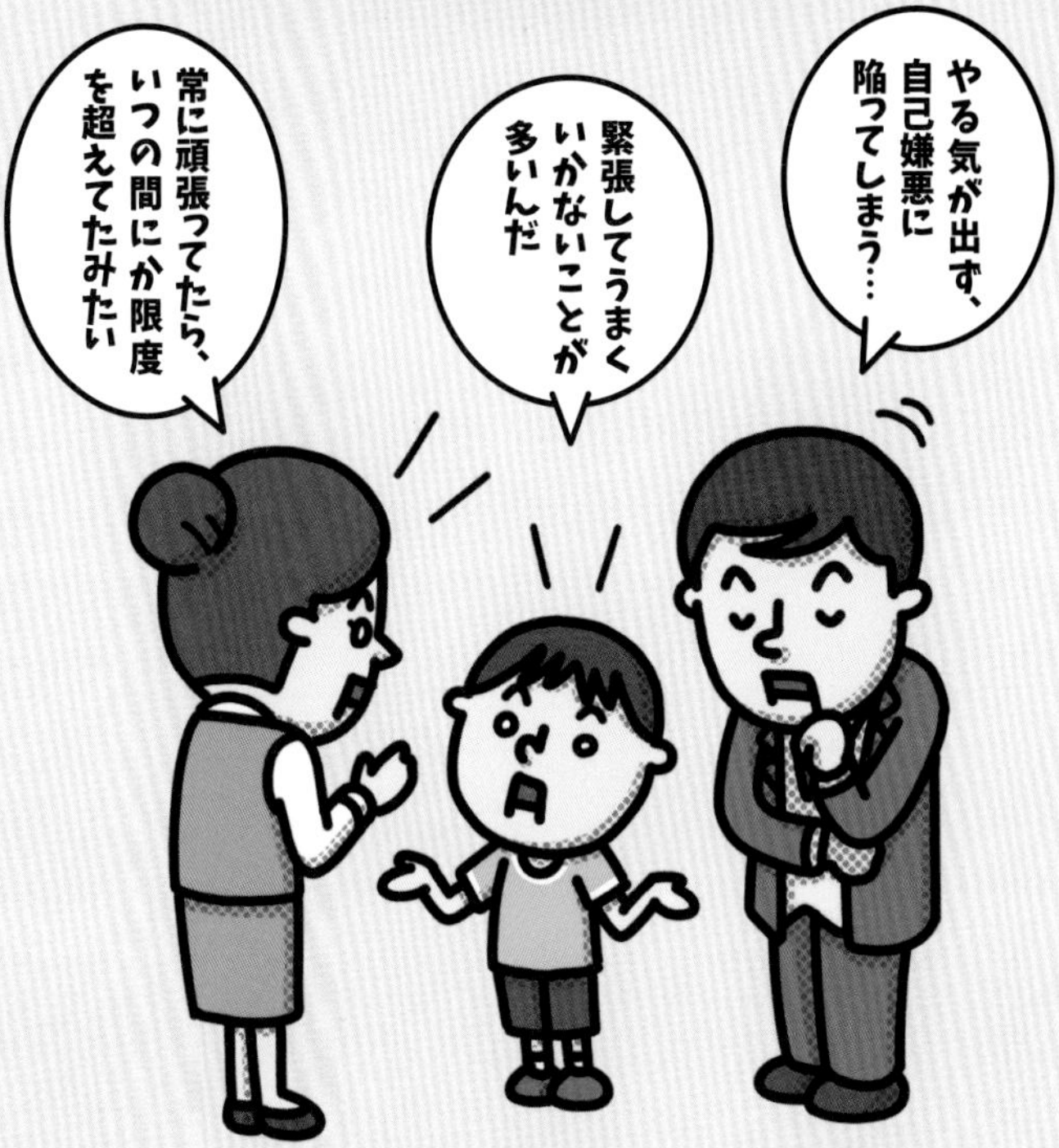

やる気が出ず、自己嫌悪に陥ってしまう…
緊張してうまくいかないことが多いんだ
常に頑張ってたら、いつの間にか限度を超えてたみたい

ストレスを抱える、それぞれの悩み

ストレスについて語ろうと重い腰を上げて集まった３人。精神的苦痛を感じてはいるものの、基本的に話すことは嫌いではないようだ。タイプは違えどしんどいのは同じ。悩みを吐き出したからか、どこか表情がやわらかくなっていくのを互いに感じ合うのであった。

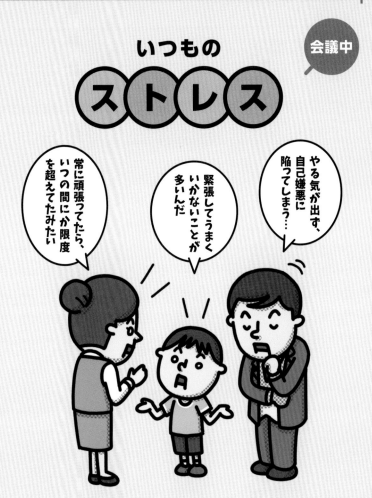

ストレスタイプ別
キャラプロフィール

不安《ふあん》・緊張型《きんちょうがた》

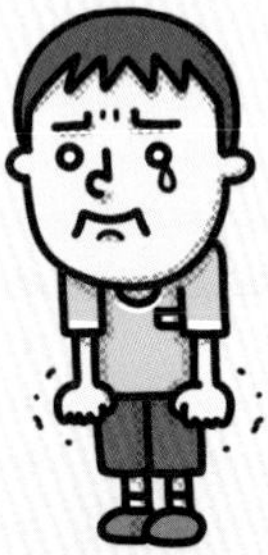

授業で先生に当てられると、極度に緊張して声が震える。周囲の視線が気になり、いつも落ち着かない。

過剰適応型《かびんてきおうがた》

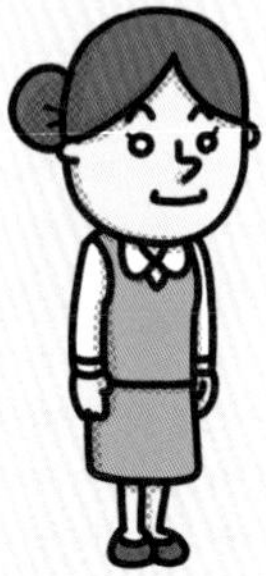

仕事で結果を残して周囲から認められるが、オーバーワークになりがち。それに気付かず頑張りすぎてしまう。

抑《よく》うつ型《がた》

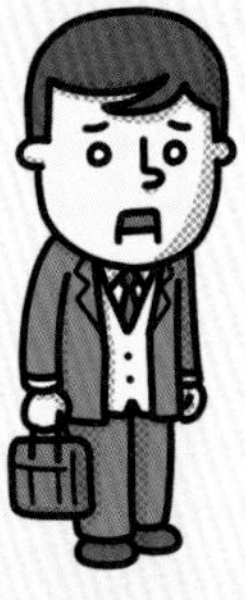

仕事でもプライベートでも無気力の状態が続いている。目的や希望が持てず、周りが見えない傾向にある。

ストレスタイプ

不安・緊張型

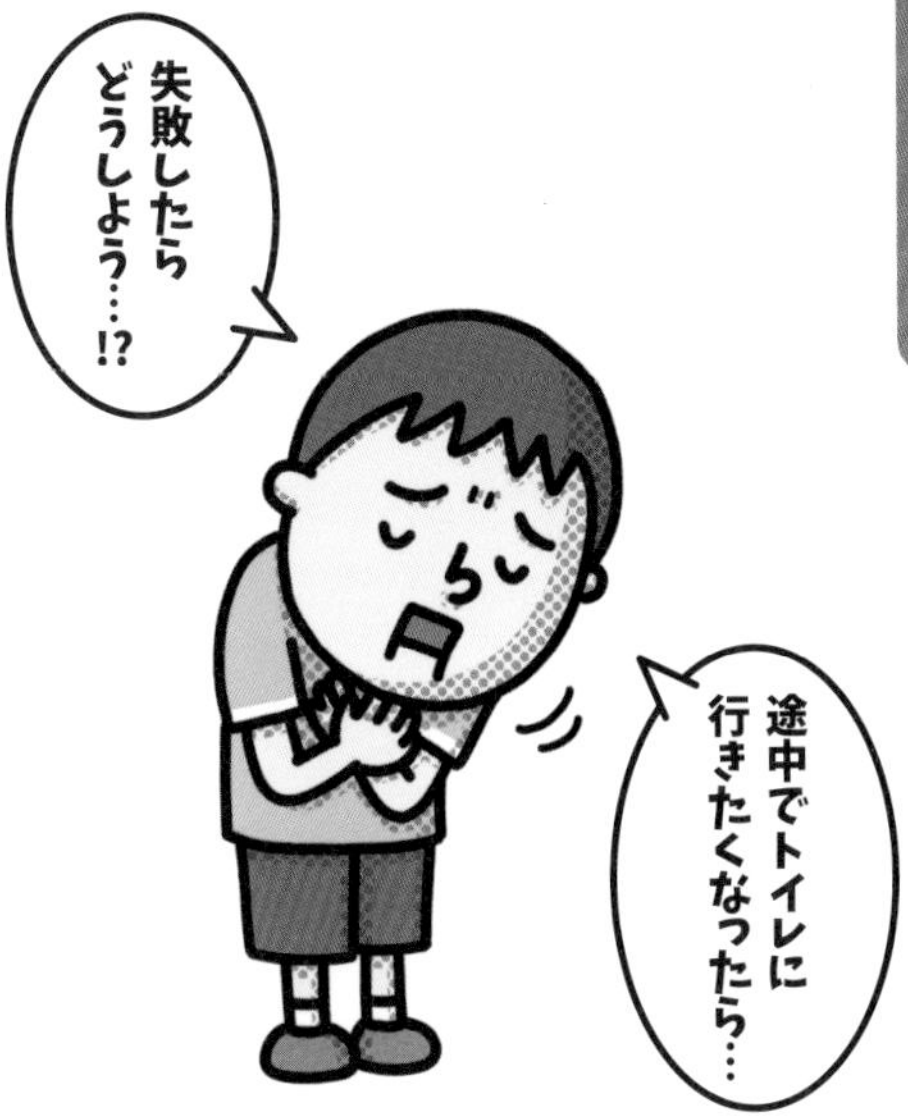
失敗したらどうしよう…!?
途中でトイレに行きたくなったら…

気持ちが落ち着かず、ドキドキする

緊張や不安に対して敏感になっている

ある状況において、緊張したり不安を感じたりするのは誰にでもあることです。しかし、過敏性腸症候群になるタイプの人はその度合いが大きいと考えられています。ただでさえ緊張するのに加えて、大事なときは過敏性腸症候群の症状に対しての不安が重なり、さらにストレスが増してしまうといった傾向があります。

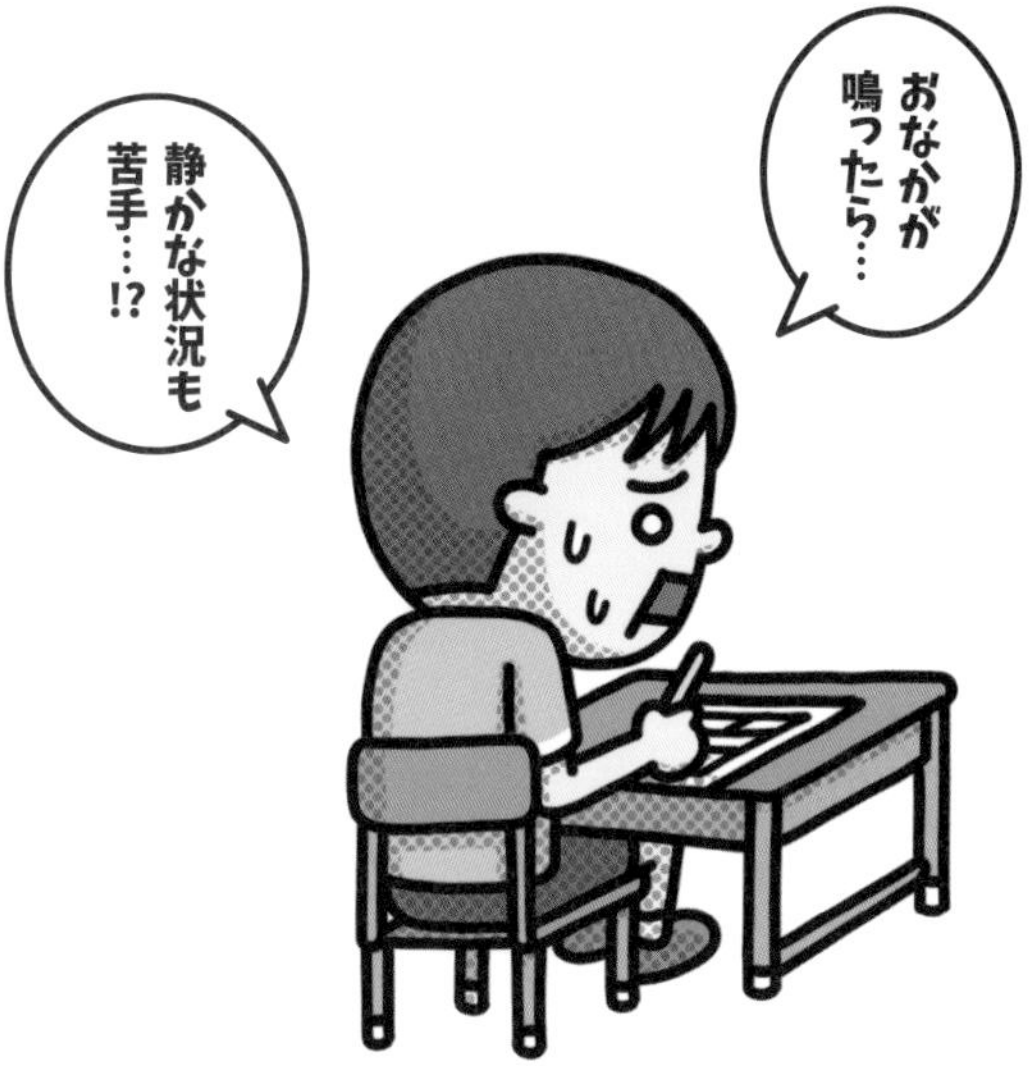

一歩外に出ると気が張ってしまう

緊張や不安は何か特別なことがあるときに感じていたのに、過敏性腸症候群を発症すると、それだけでは収まらなくなります。急な腹痛や下痢の症状におびえ、どこにいても何をしていても常に気が張っているという状態が続くのです。特に静かな環境では「おなかが鳴らないか」といった不安が生じて緊張が高まり、症状が出やすくなることがあります。試験中や会議中にその状態になると、目の前のことに集中できなくなることが起きる可能性もあり、日常生活に支障をきたすことになります。

[心の状態]

ケース❶

不安で
胸がいっぱい。

ケース❷

緊張し、気が
張っている。

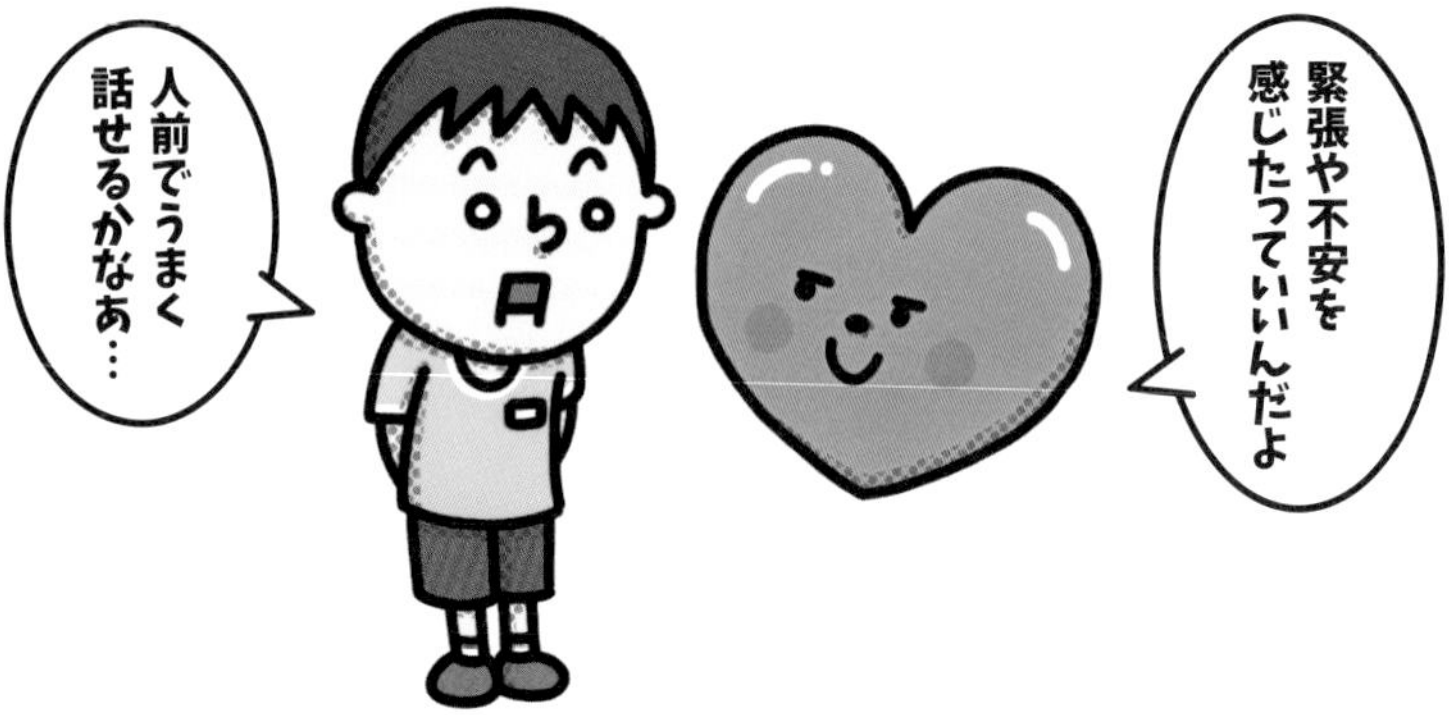
緊張や不安を感じたっていいんだよ
人前でうまく話せるかなあ…

まずは不安な心と向き合ってみる

自分が緊張や不安を感じていることを、まずは受け入れることが大切です。堂々としているように見える人でも、内心は過敏性腸症候群の症状に深く悩んでいる場合もあります。誰にでもドキドキ、モヤモヤする瞬間はあります。その緊張や不安をマイナス要素にしないことが過敏性腸症候群を患う人たちの目指すべきところです。自分の感情に素直になり、何に対して緊張しているのか、どういったことが不安なのかを自分の心に問いかけます。それを明確にしてから対策を練っていきましょう。

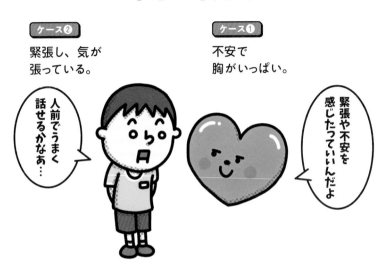

[今できること]

できること❶
話して理解してもらう。

できること❷
不安は放っておく。

できること❸
必要なことを行う。

あるがままの不安を受け止め必要なことを行う

緊張や不安を感じていると、それを何とかしてなくそうとします。過敏性腸症候群の症状への不安が生じる場面では、一層そのような気持ちが強くなります。しかし、いくら頑張っても不安はなくなりません。むしろさらに強くなるという心の悪循環に陥ってしまいます。そのようなときは不安をあるがままに受け止め、それをなくそうとしないで放っておくこと。一方で、目の前の必要なことに向けて行動することが大切です。それにより心の悪循環が止まり、いつの間にか不安も小さくなっています。

ストレスタイプ

過剰適応型

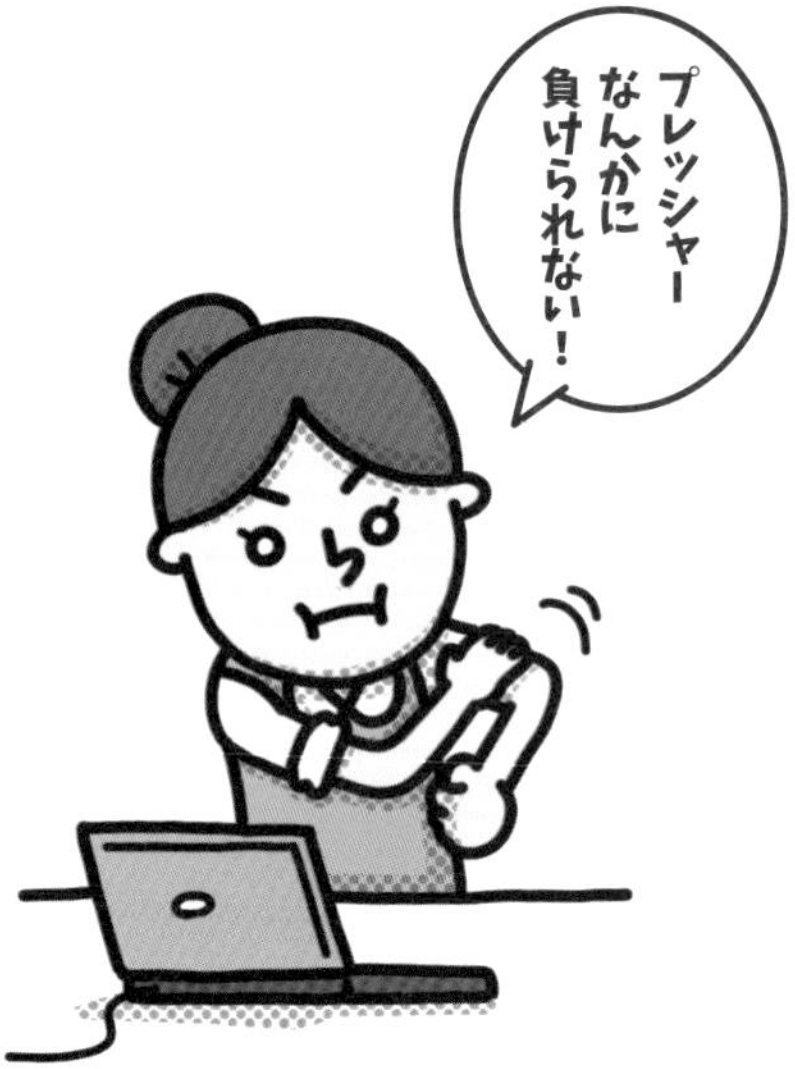
プレッシャーなんかに負けられない！

期待に応えようと頑張りすぎてしまう

過剰適応型の人は心身を休める時間と方法を作る

期待に応えるため、何でも全力でこなさなければ気がすまなくなってしまうと、心と体が悲鳴をあげても突き進んでしまいます。その「頑張りすぎ」が病気の原因になり得るのです。努力する性分の人は自身をコントロールできないかもしれません。そのような人は、心と体を休める時間や方法を準備しておくとよいでしょう。

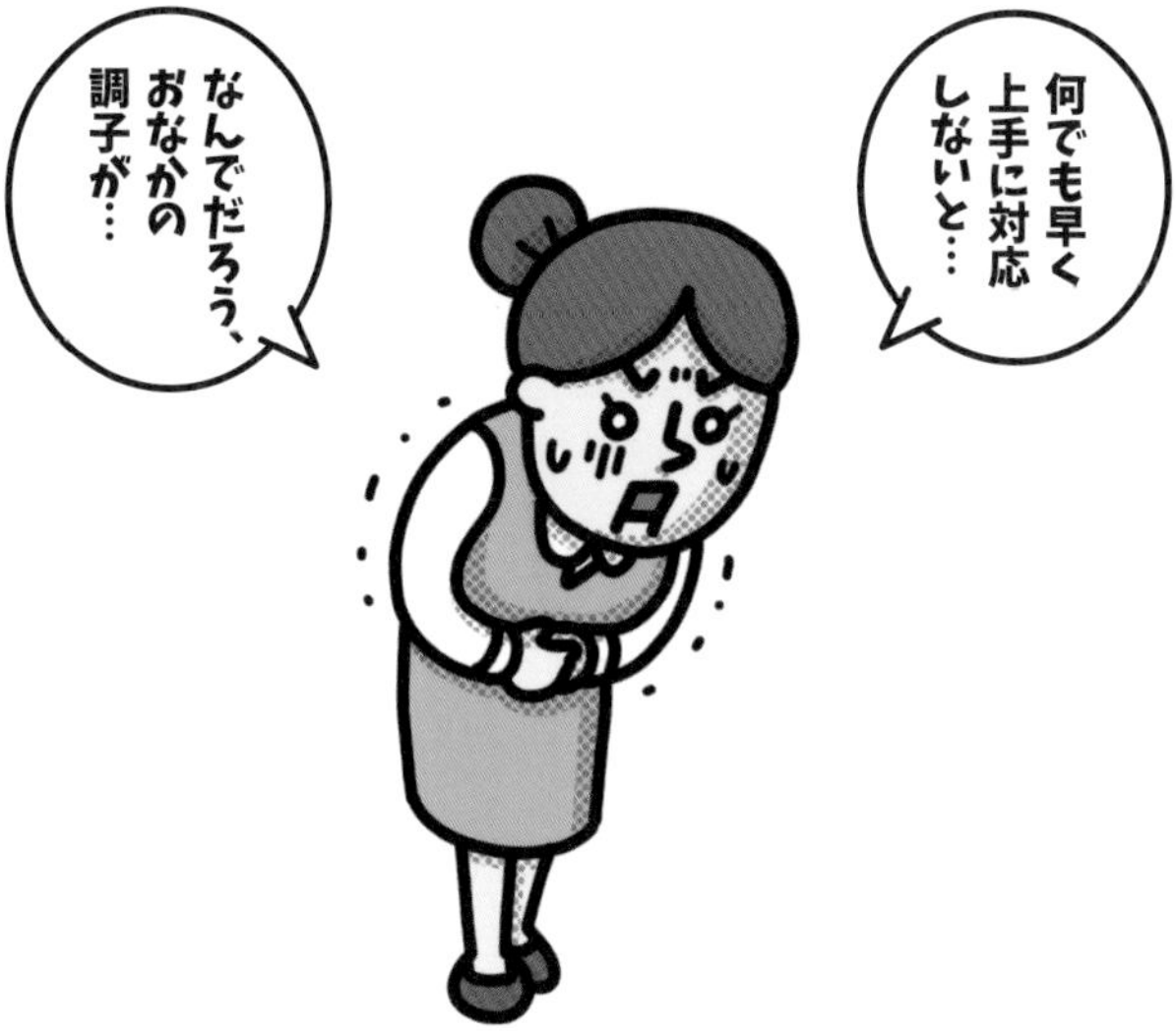
何でも早く上手に対応しないと…
なんでだろう、おなかの調子が…

ストレスに無自覚な場合もあるリラックス方法を見つけよう

過剰適応型の人は、周囲の環境や人に対して意見や行動を合わせようとします。その背景には、誰にも嫌われたくないという思いが潜んでいると考えられています。「自分がそうしたいからそうしている」と思っていても、実は無理をしていたり、心の奥で自分を押し殺したりしているかもしれません。周りに合わせ、気をつかいすぎることによって知らず知らずのうちに過敏性腸症候群になってしまう要因を作り出しているのです。リラックスできる環境づくりを意識するとよいでしょう。

[心の状態]

ケース❶

使命を全うしようとする。

ケース❷

期待に応えなければいけないという焦りがある。

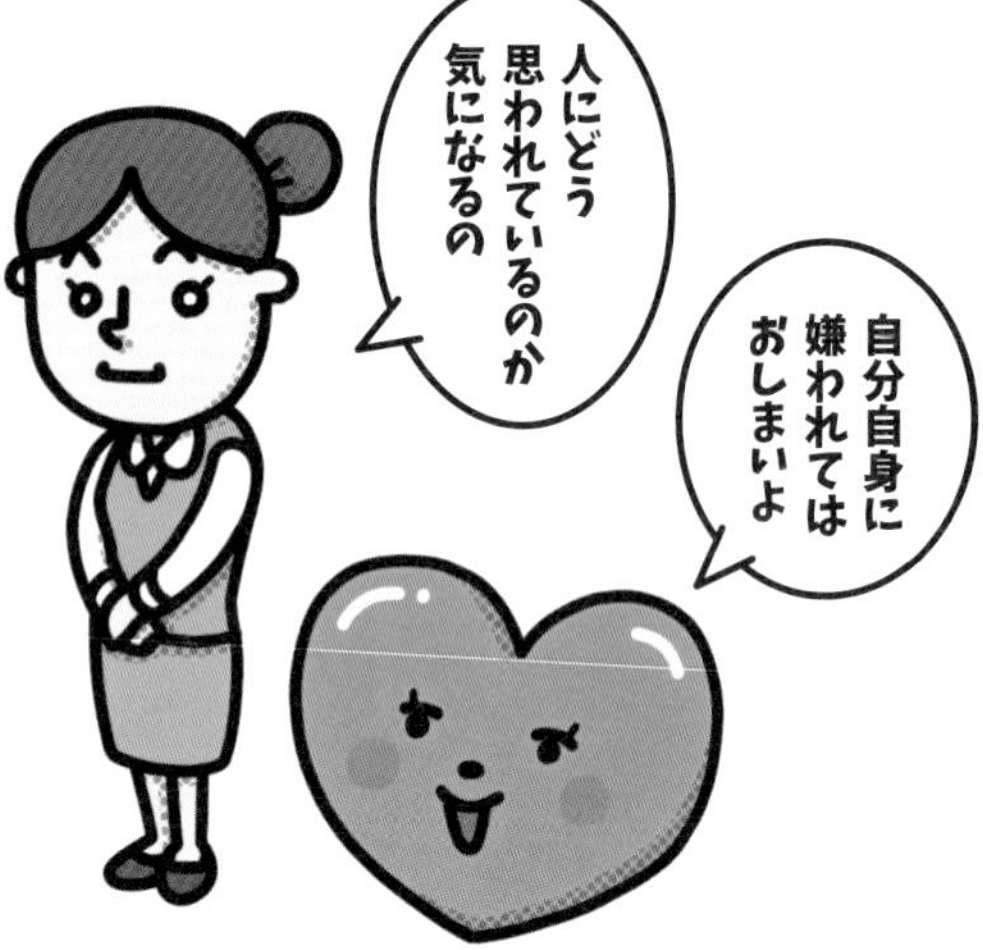
人にどう思われているのか気になるの
自分自身に嫌われてはおしまいよ

ほかに意識を向けて過剰な力みを抑制する

症状に気付いたら、頑張りすぎていないか、周りを気にしすぎていないか、まずは自分自身を見つめ直すことが重要です。ひとつのことに熱中するのはすばらしいことですが、意識的にほかのことにも目を向けるようにするとよいでしょう。自分が持つエネルギーを分散させて、ひとつのことに対しての使いすぎをやめてみるのです。また、頑張りすぎている人はある程度適当に生きることも大切です。「周りにどう思われてもいいや」という精神で過ごすことを一度試してみるとよいかもしれません。

［今できること］

できること❶

リラックスする時間を作る。

できること❷

周りからの評価を気にしすぎない。

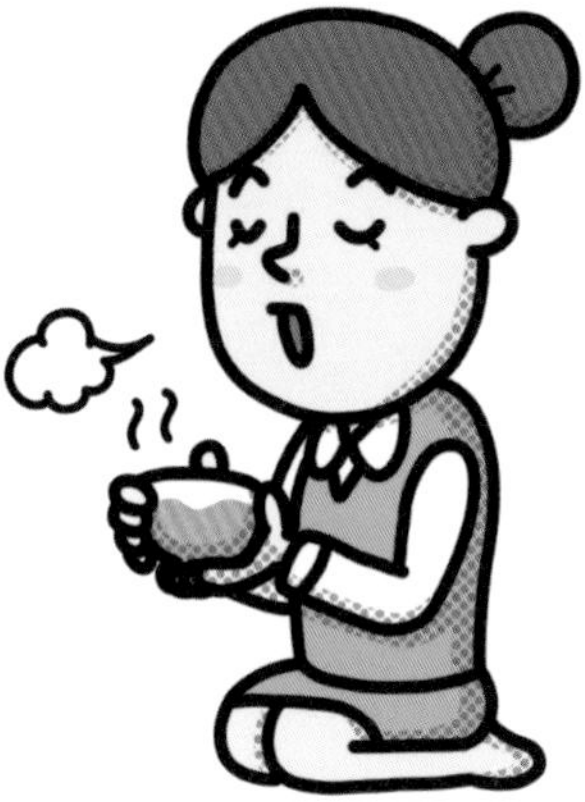

疲れた心と体を休憩させてあげよう

まずは、いつも頑張っている自分を褒めてあげましょう。そして、何もしない日を作ったり、お気に入りのカフェでコーヒーを飲みながらくつろいだり、自分がリラックスできる方法を意識的に見つけ出すことが大切です。休憩することとはまったく悪いことではありません。むしろ、人間にとって必要不可欠なものです。肩の力を抜いて、今度は「リラックスする」ことを頑張ってみましょう。オンとオフの切り替えがうまくできると、効率よく努力できるようになることもあります。

ストレスタイプ

抑うつ型

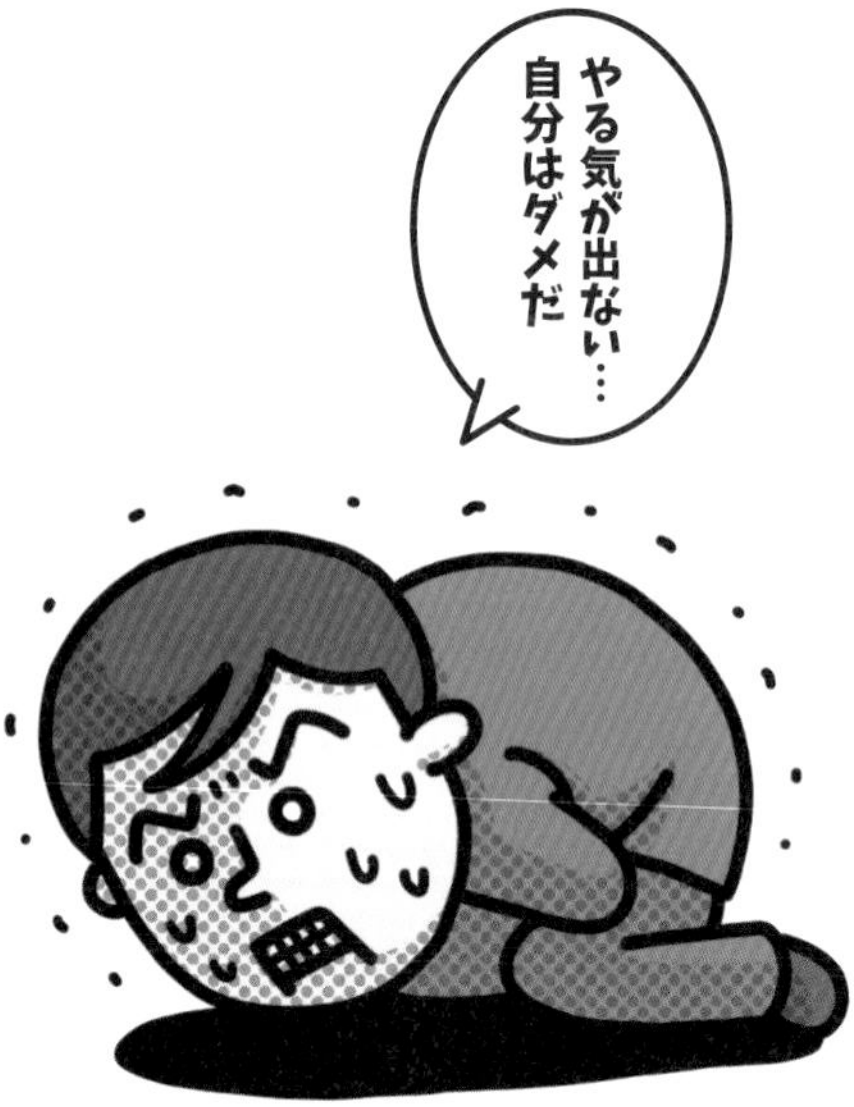

常にやる気が出ず、気分が下がってしまう

落ち込みが激しいとほかの体調不良も誘発する

何をするにもやる気が出ず、憂うつな気分が続いているのは危険なサインです。その状態で過敏性腸症候群を併発すると、さらに自己嫌悪に陥ってしまうでしょう。下痢の症状が続くと抑うつ症状も相まって、食欲不振やだるさなどがみられ、その結果、体力がなくなり、動くのが億劫な体になってしまうこともあります。

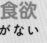

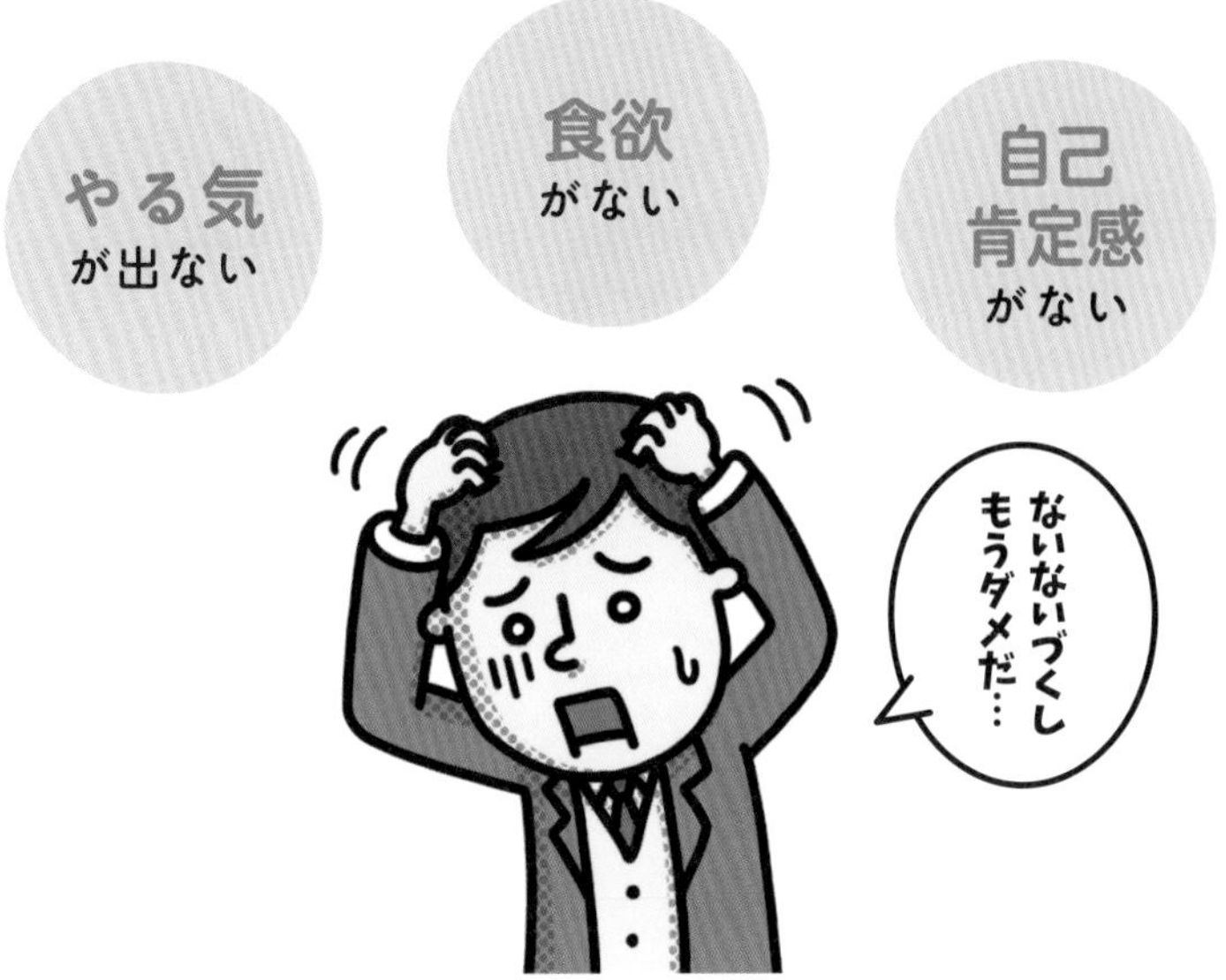
やる気
が出ない
食欲
がない
自己
肯定感
がない
ないないづくし
もうダメだ…

マイナス思考は心も体も疲れさせる

抑うつ型の人は、物事を悪い方向に考えてしまう傾向があります。ちょっとした失敗や他人からのひとことに対して深く落ち込むことがあり、また、過敏性腸症候群になってしまったことに対して「自分はなんてダメな人間なんだ」と自身を責めてしまいがちです。こういったマイナス思考を常に持っていると、かなりの時間と体力を消耗し、心も体もさらに疲弊します。そしてやる気、食欲、自己肯定感などを失い、心身ともに不健康な道をたどることになってしまうのです。

[心の状態]

ケース❶

常に気分が沈んでいる。

ケース❷

何事にも興味がわかない。

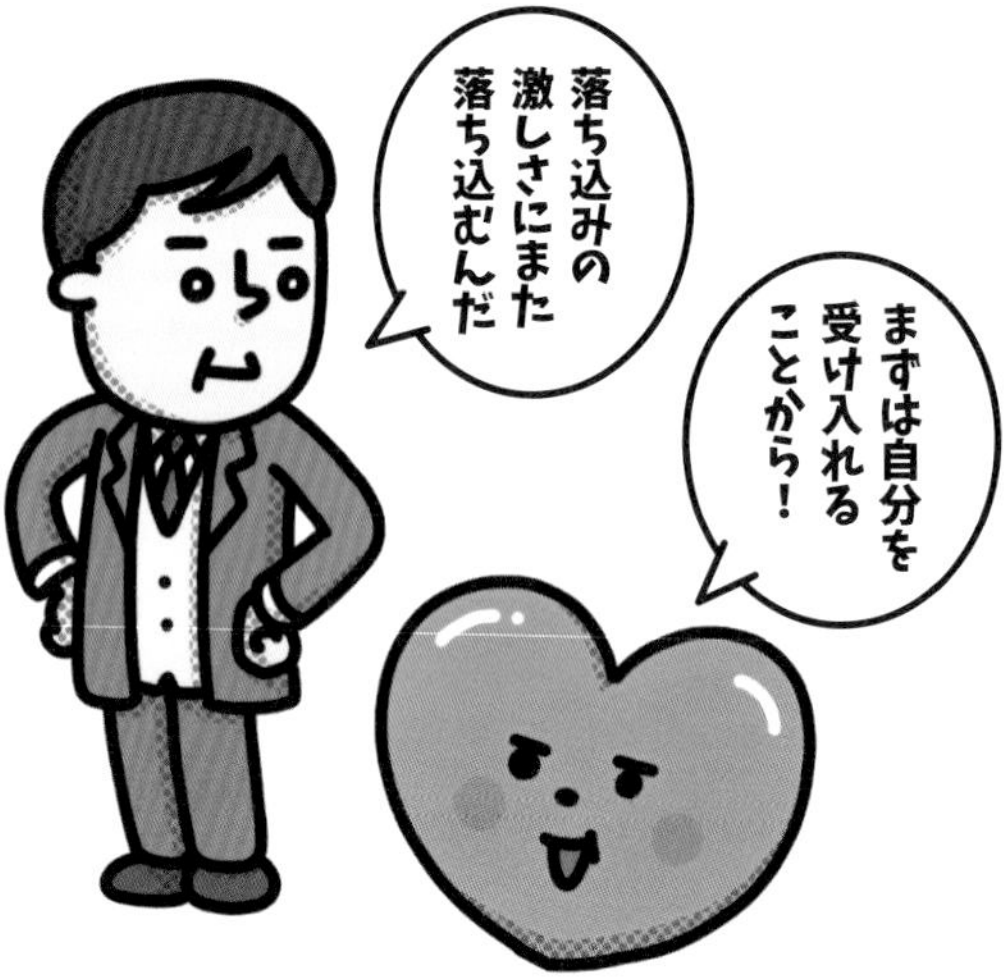
落ち込みの激しさにまた落ち込むんだ
まずは自分を受け入れることから！

自分を否定せずに自己分析をする

落ち込みの激しさから目をそらしたくなるかもしれませんが、ここはゆっくり現実と向き合ってみましょう。「自分はなんて弱いんだ」と感じる必要はありません。まずはどっぷり落ち込んで、心のエネルギーをたくわえましょう。わけもなく気分が下がっていることが多いかもしれませんが、どんなときにより苦しさを覚えるのかといった、自分の心の変化する部分を少しでも感じ取れるようにしてみます。それが過敏性腸症候群のつらい症状を緩和するカギになるかもしれません。

[今できること]

できること❶

人と会って話す。

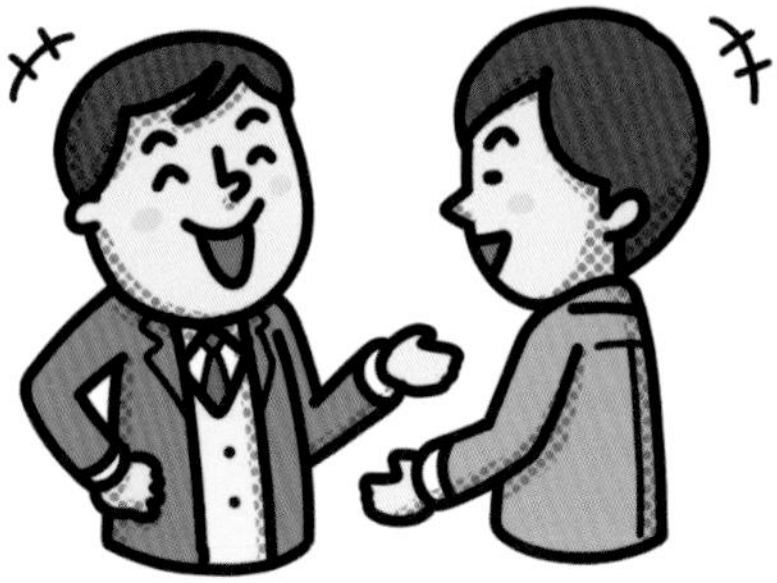

できること❷

小さな楽しみを見つけるように努める。

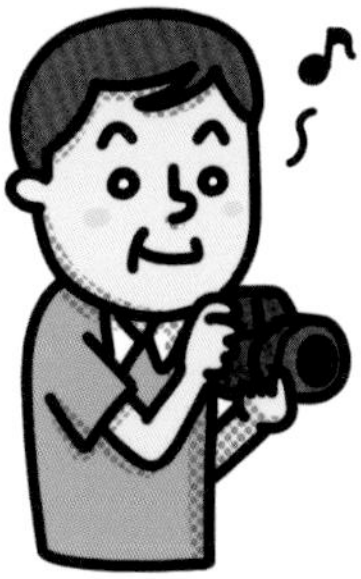

ふさぎ込まないよう、少し外を見てみる

家にずっとこもっていると、ふさぎ込みがちになります。抑うつ型の人は、意識が内へ内へと向き、物事を長い間ぼうっと考える「ぐるぐる思考」になる傾向があります。少し心のエネルギーが回復したら、まずはその意識を外側に向けることが大切です。人と会話をするのもよいでしょう。人と接すると、自然と意識が目の前の人にいきます。また、話を聞いてもらうことで気が楽になります。心がやわらかくなっていき、さまざまなことを受け入れられる状態になっていくことを感じられるでしょう。

IBS

ストレス分析①

ストレス発症のタイミングをつきとめる

ストレスの根本を改善するにはその要因を探ることから

気付いたら過敏性腸症候群になっていた、という人がほとんどでしょう。確かにストレスは感じていたけれど、体に支障が出るまでになるとは思ってもみなかったという人もいるようです。この根本を改善するには、まずどのタイミングでストレスが増したか、思い出せる範囲で確認してみることです。

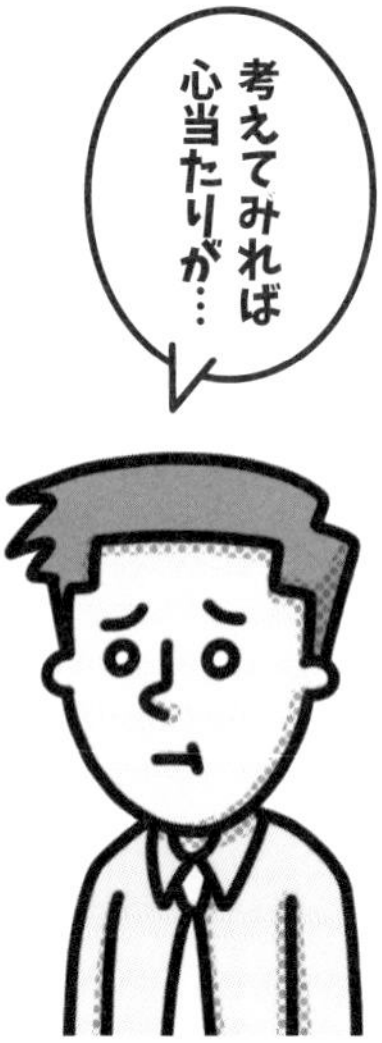

ケース❶

職場での人付き合いに悩み出した。

ケース❷

仕事で、または試験に失敗してしまった。

ケース❸

親子関係が悪化した。

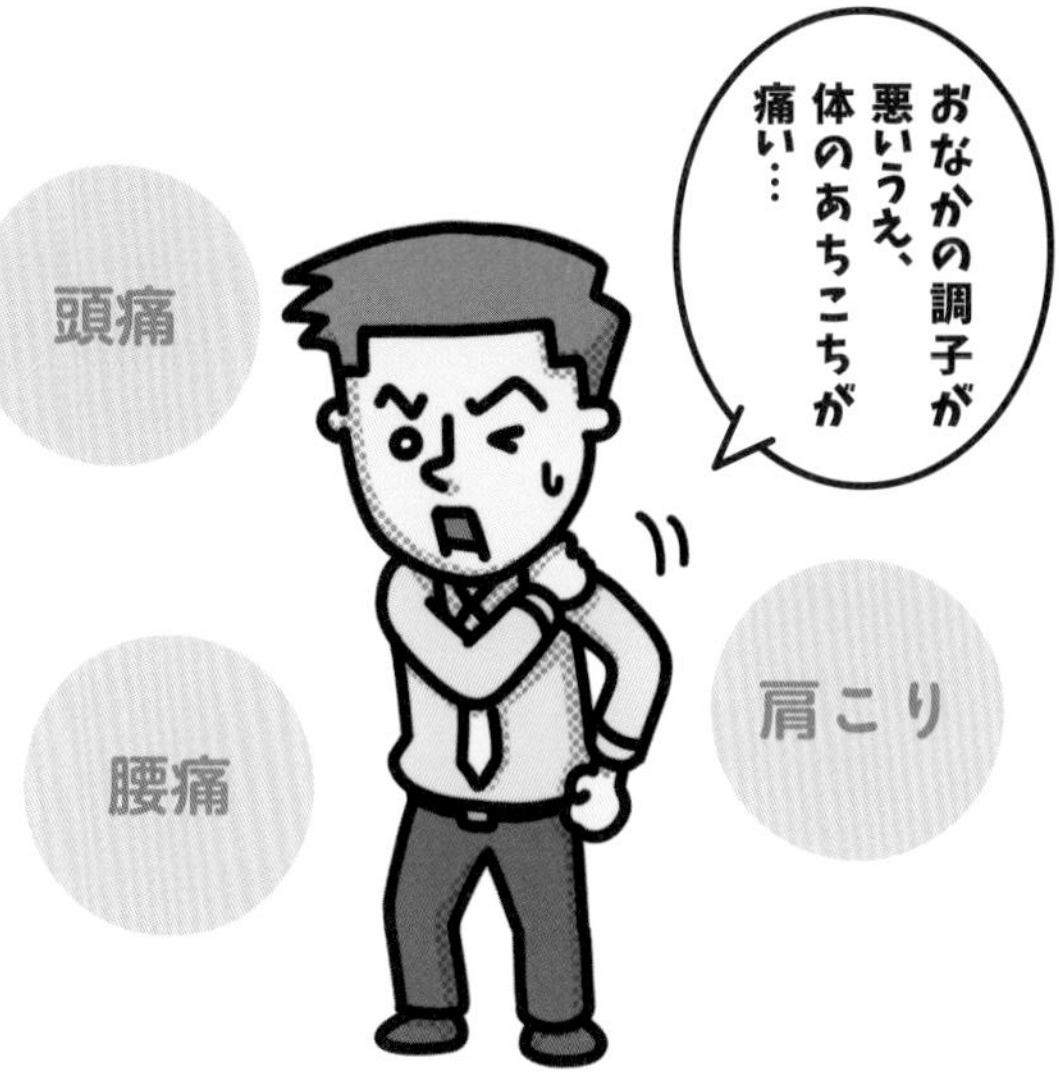
頭痛
腰痛
肩こり
おなかの調子が悪いうえ、体のあちこちが痛い…

おなかだけでなく肩こりや腰痛を伴うこともある

過敏性腸症候群は、おなかだけでなく、そのほかの体の不調の原因になることがあります。この病気でみられる交感神経と副交感神経のバランスの崩れは、血液の循環を悪くします。それによって、肩こりや腰痛を誘発してしまうのです。加えて頭痛、疲れやすさ、動悸など、一見、おなかと関係のないように思える症状もみられます。体につらい症状が増えたり強くなったりすると、その苦しみは2倍、3倍にもなります。そしてストレスが溜まるといった悪循環に陥ってしまうのです。

長引くケースと再発するケース

治療法や薬を見直すことが重要

病院に通い、処方された薬を飲んでいるにもかかわらず改善されないケースがあります。理由としては、薬が合っていないことも考えられます。過敏性腸症候群の治療薬はひとつではないので、主治医に相談して選択しましょう。また、ストレスの原因がわかっていない可能性もあるので、少しずつ探していくとよいでしょう。

長引くケース

ケース❶

治療が適切でない

薬の副作用がきつくて飲みにくく、そのことがストレスになって症状が改善されない。

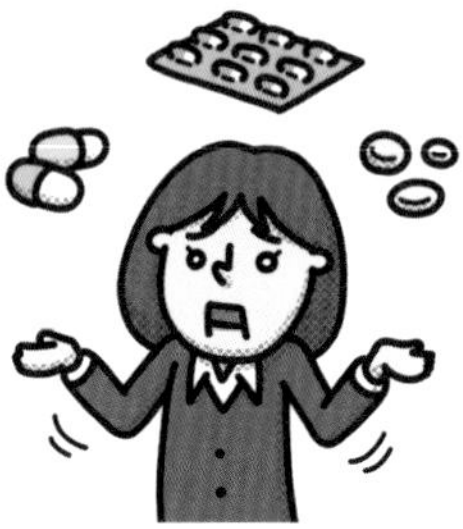

ケース❷

原因が正確につきとめられていない

いくら薬を飲んでも、ストレスにさらされている状態が続くと効き目は弱まる。

再発するケース

ケース❶

ほかの原因が出てきた

職場や家庭など、身の回りの環境が変化して新たなストレスが出てきた。

〔ストレス例〕
- 引っ越し
- 転職
- クラス替え

ケース❷

ストレスが大きくなりすぎた

自分では気付かないほどのちょっとした不安が、いつの間にか大きくなっていた。

〔ストレス例〕
- 近所との付き合い
- 友人関係
- 仕事での責任

再発を防ぐには根本原因を解消する

一度治ったからといって安心できないのが過敏性腸症候群です。この病気にかかった時点でストレスを感じやすい体になっている可能性があるので油断は禁物です。身の回りの環境が変わることで、新たなストレスが出てくることが考えられます。また、自覚はなかったけれど、元からあったほんの小さな不安が気付かないうちに大きくなっていたという場合もあります。症状がみられたらそれをストレスのサインとして、小さなストレスにもいち早く気付けるよう努めてみましょう。

IBS

ストレス分析③

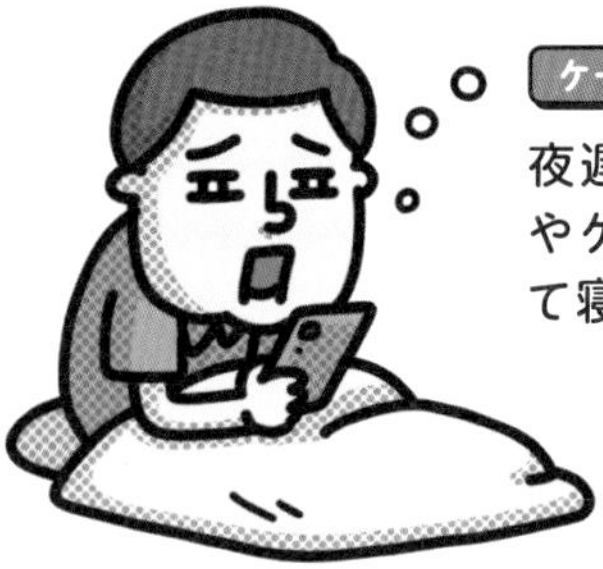

ケース❶

夜遅くまでスマホやゲームを操作して寝不足。

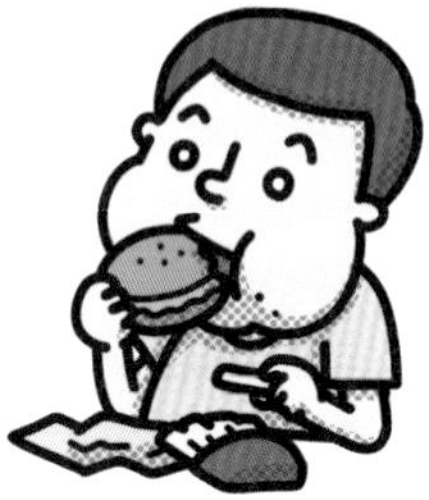

ケース❷

アルコールや糖質、脂質を多くとる食生活。

生活習慣が原因のケース

不規則な生活が原因で症状を悪化させる

過敏性腸症候群の原因として考えられるのは主にストレスですが、不規則な生活習慣によって症状を発症してしまうことがあります。特に夜更かしや暴飲暴食が習慣になっている人は要注意です。寝不足は自律神経のバランスを崩し、食べすぎは腸に負担をかけます。気付いたタイミングで、自身の生活を改めましょう。

[睡眠不足がもたらす不調]

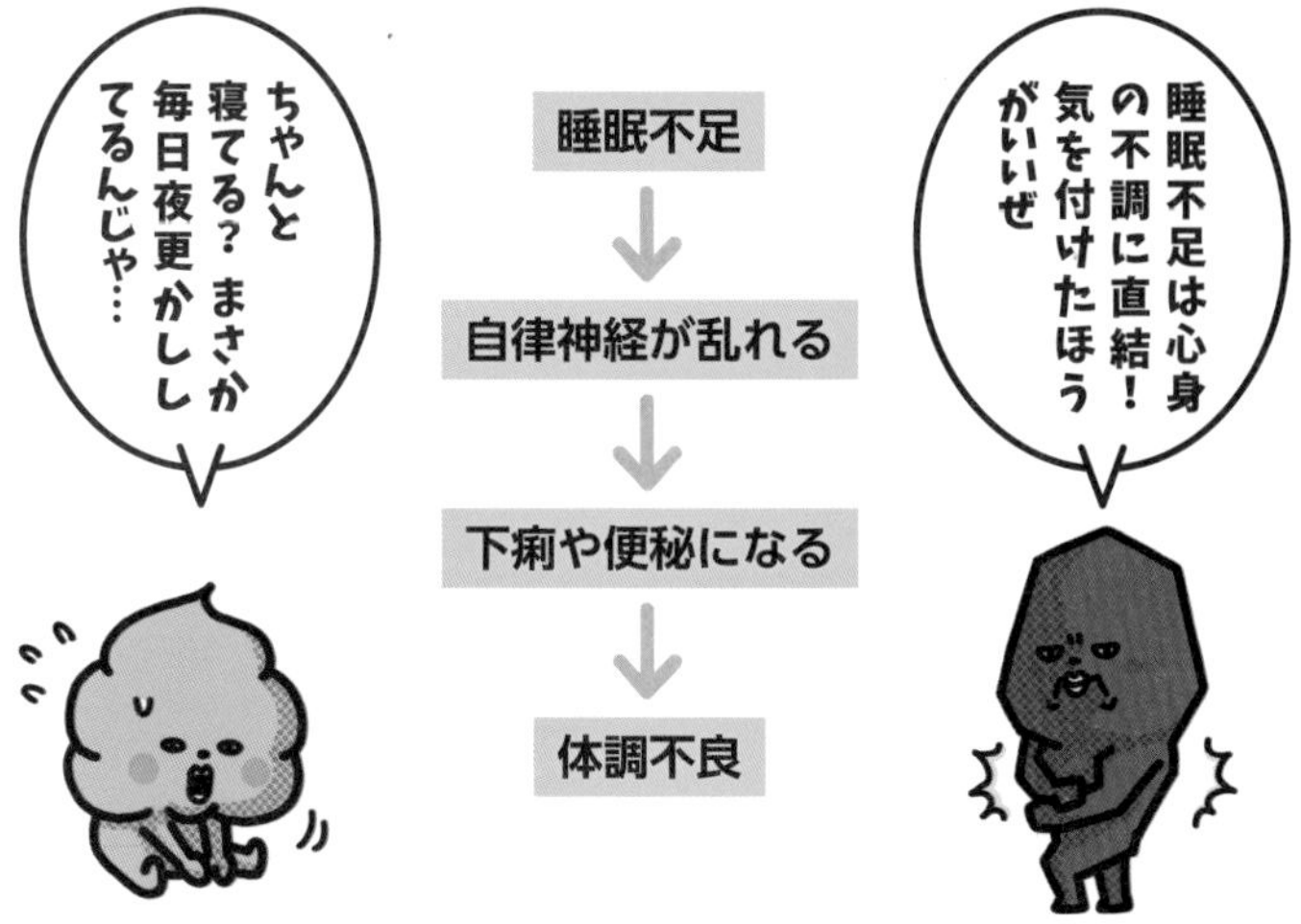

自律神経の乱れが体の不調に直結する

睡眠が不足していると、自律神経である交感神経と副交感神経のバランスが崩れます。過敏性腸症候群と密接に関係している「消化」は自律神経の仕事です。自律神経が乱れると腸の動きに影響し、下痢や便秘といった症状が出やすくなってしまいます。寝不足や昼夜逆転の生活が続いている人は、自律神経の乱れを正すためにも睡眠を十分確保できるようにしましょう。生活習慣を見直すことが、過敏性腸症候群の症状を改善するカギであり、一番の近道なのかもしれません。

[過敏性腸症候群以外の体の不調]

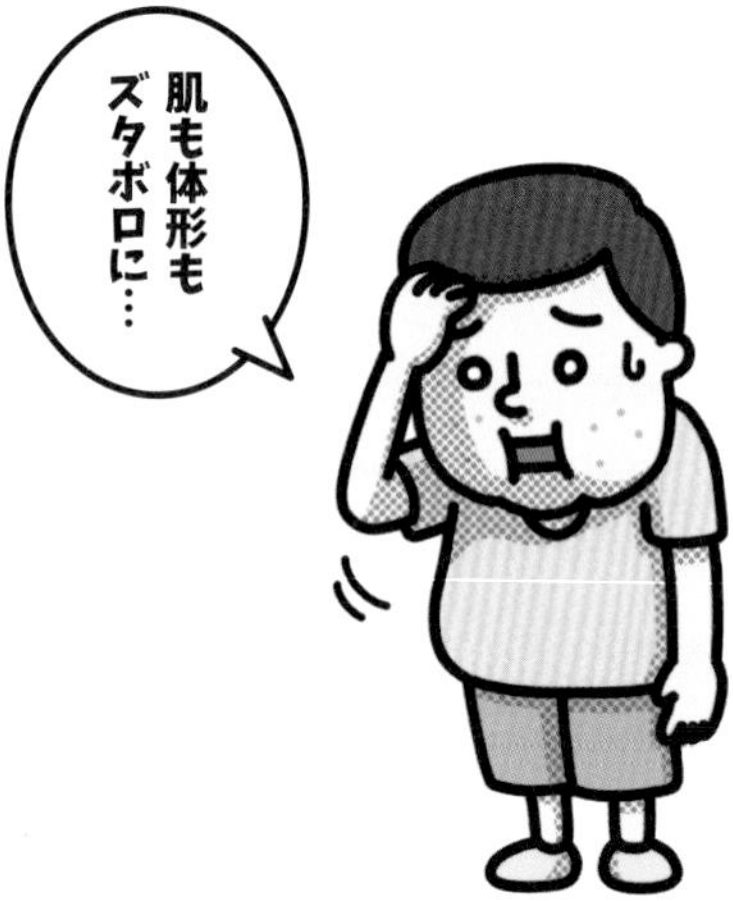

ケース❶

偏頭痛、緊張型頭痛など。

ケース❷

ニキビ、吹き出物、乾燥などによる肌荒れ。

ケース❸

肥満症、メタボリック症候群など。

不規則な生活は体の不調に直結

不規則な生活を続けていると、過敏性腸症候群による下痢や便秘の症状以外の体の不調も出てきます。風邪でもないのに頭が痛くなったり、顔にニキビや吹き出物が出てきたり、体重が増えたりと、体が悪い方向に変化してしまうかもしれません。それらの悩みがストレスとなり、より過敏性腸症候群の症状を悪化させることも考えられます。

また、高血圧や糖尿病などの生活習慣病になる可能性も高くなります。健康体になるために、生活の改善を目指しましょう。

[今できること]

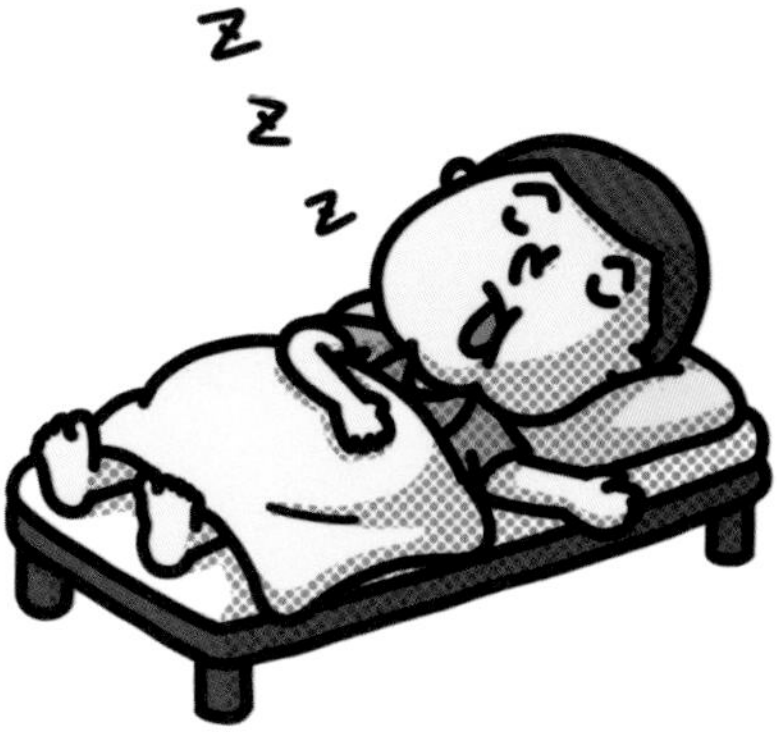

できること❶

食事のバランスを改善する。

できること❷

起床時刻を一定にする。

できること❸

軽い運動をする。

規則正しい生活をできるだけ心がける

不規則な食生活で間食や夜食が増えたり、睡眠不足が続いたりすると、過敏性腸症候群の症状は悪化します。そこで食事の時刻を一定にし、三食のバランスを考えましょう。また睡眠については、特に朝の起床時刻を一定にし、午前中は外に出て日の光を浴びましょう。軽い運動をするというのもおすすめです。それにより夜早く寝付けるようになって睡眠の質もよくなります。また日中の生活では緊張の持続ではなく、たまにリラックスするなど、生活リズムにメリハリをつけることが大切です。

過敏性腸症候群

あるある

便秘編

あなただけじゃない！　意外といる、
過敏性腸症候群に悩む人たちの心の叫びを聞いてみよう。

あるある！

トイレにこもる時間が長く、家族に迷惑がられることがある。

あるある！

出そうなタイミングで排便できなければ、そこからしばらく出ない。

あるある！

かたい便で肛門が傷ついて、トイレットペーパーに血が付いていることがある。

あるある！

久しぶりに排便すると、トイレの中にきつい臭いが立ち込める。

あるある！

おなかが重苦しくて、食欲がわかないときがしばしばある。

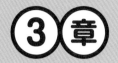

3章

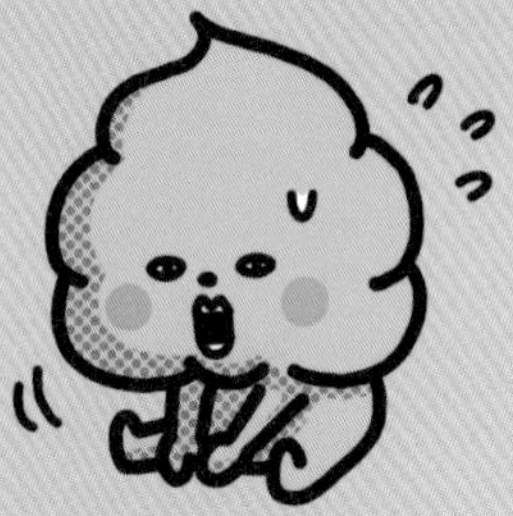

診断と治療

人と同じような生活をしていてもおなかの調子が崩れることがあります。それはあなたの心の状態が原因かもしれません。ストレスがどのように影響しているかなど、症状を悪化させる要因を探りながら、自分との向き合い方を考えてみましょう。

症状を具現化する

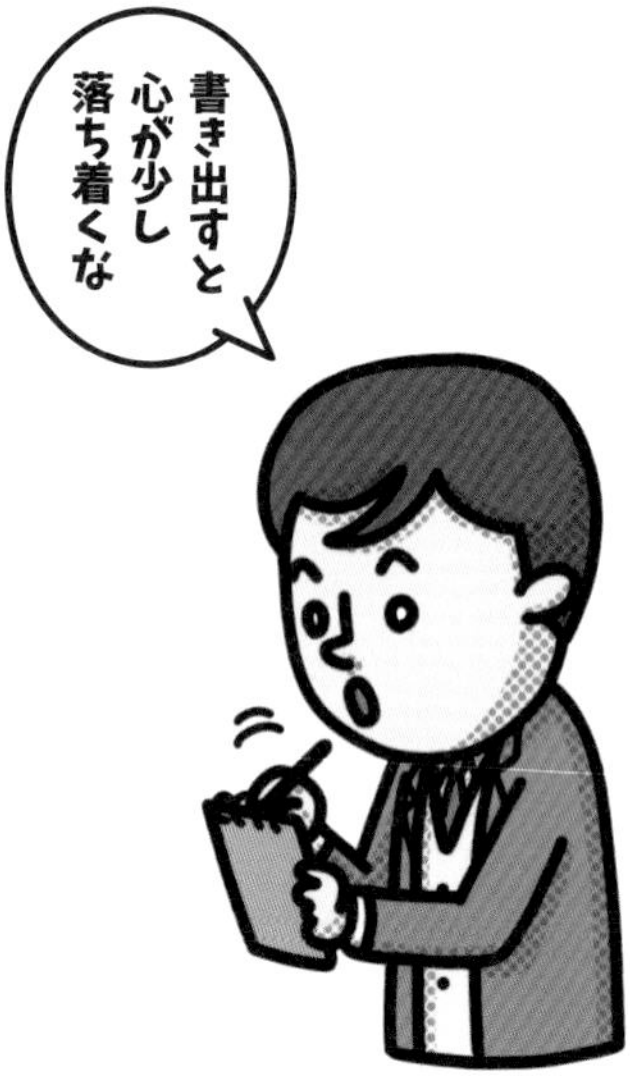

項目❶

症状

下痢、激しい腹痛。

項目❷

頻度や度合い

気が張っているときは必ずといっていいほど症状が出る。緊張が大きいと腹痛が激しくなる。

項目❸

苦痛になる状況

会議中など、トイレに行きづらい。

自分の症状を書き出すことで解決の糸口が見つかる

自分の悩む症状に対してより理解を深めるために、それらを紙に書き出すとよいでしょう。どんな小さな症状でも書いておいて損はありません。箇条書きにし、症状の下にその頻度や自分がつらいと感じていることなどを記しておくと、後から読み返してもわかりやすいです。また、病院にかかるときには、このメモを医師に渡せば診療がスムーズになるでしょう。

［日記に書く内容］

書く内容
① その日の症状

書く内容
② 食事の内容、量

書く内容
③ アルコールの摂取量

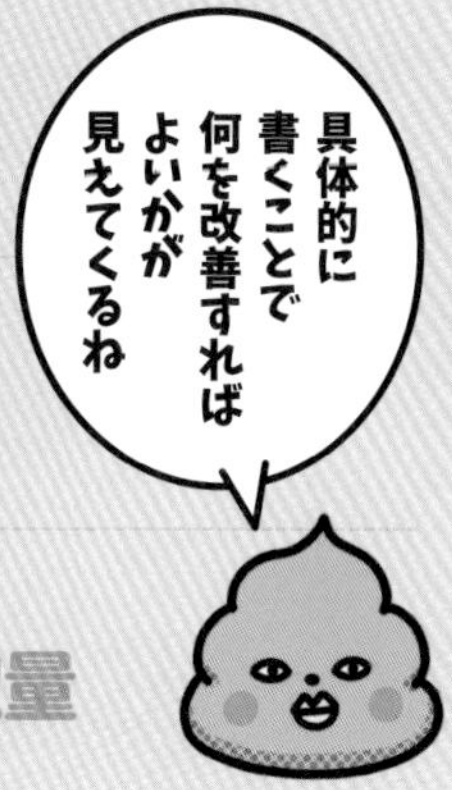
具体的に書くことで何を改善すればよいかが見えてくるね

日記をつけて日々の自分と向き合う

その日にどんな症状があったか、またいつどんなものを食べたか、どのくらいの量だったか、などというように症状と自分自身の食生活に目を向けて日記をつけてみましょう。このような記録を続けていると、症状と食事との関係がわかってきます。またアルコールは腸に水分を停滞させる作用があり、それが下痢の原因になるため、いつどのくらい飲んだかを記録することも大切です。このようにして、症状につながる要素を改善するつもりで生活していくうちに、症状も軽くなっていくことがあります。

会議中

専門家たちの こんな話

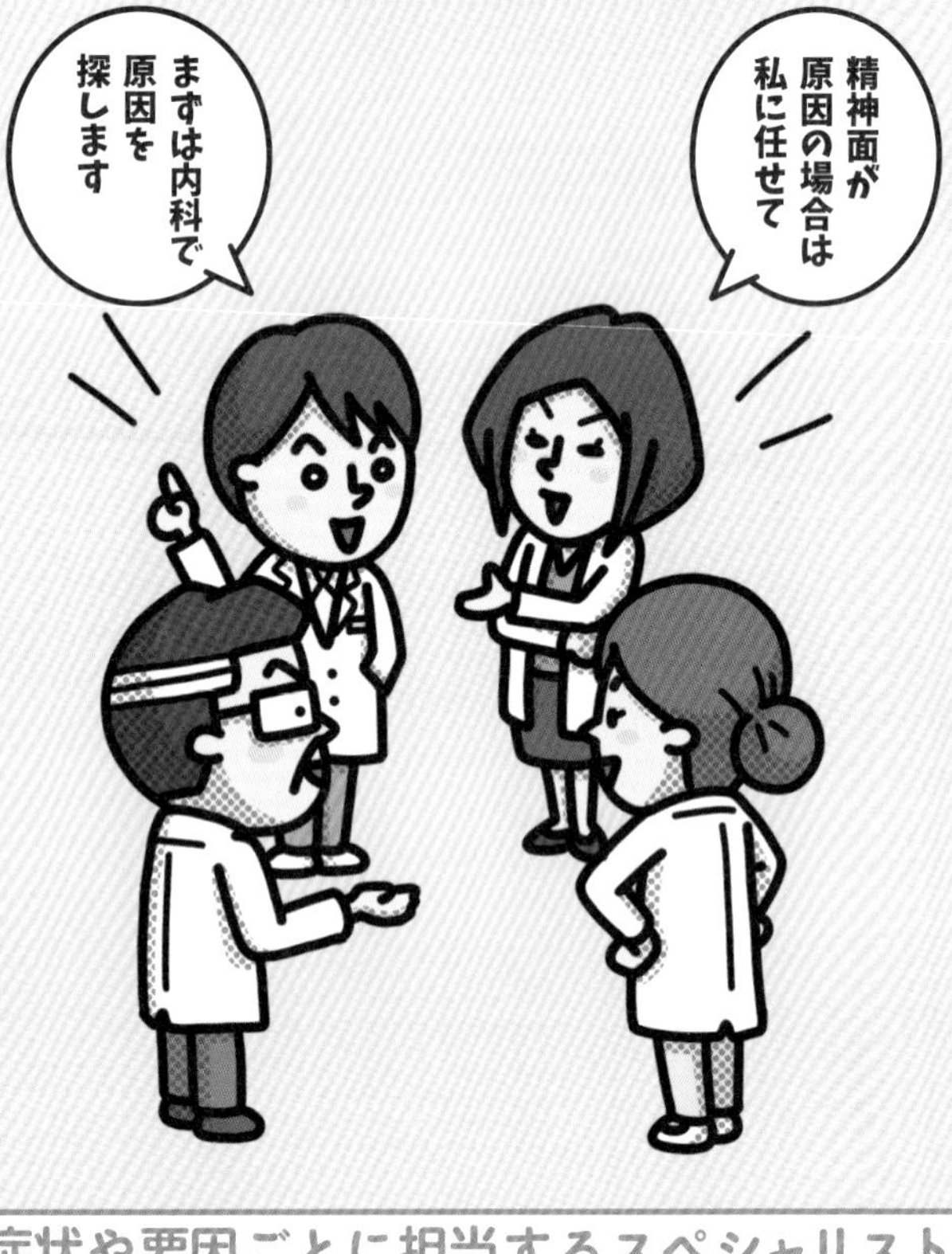
まずは内科で原因を探します
精神面が原因の場合は私に任せて

症状や要因ごとに担当するスペシャリスト

過敏性腸症候群に悩む人たちの力になる！　と集まった４人の専門家たち。多方面からの治療で症状緩和を目指す戦略らしい。しっかりと段取りを組んで、患者さんたちが無理をせず、少しずつ改善していくのがベストであると彼らは口を揃えて言う。焦りは禁物。「気長に」が合言葉。

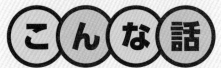

専門家たちのプロフィール

消《しょう》化《か》器《き》内《ない》科《か》医《い》

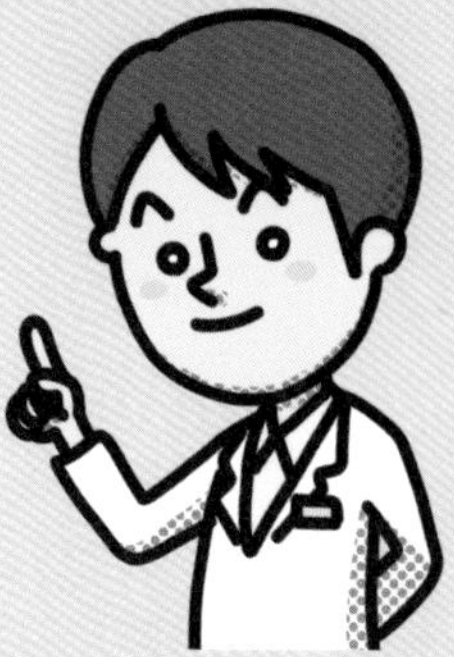

痛みの少ない検査を目指す。患者を安心させることにたけている。

内《ない》科《か》系《けい》心《しん》療《りょう》内《ない》科《か》医《い》

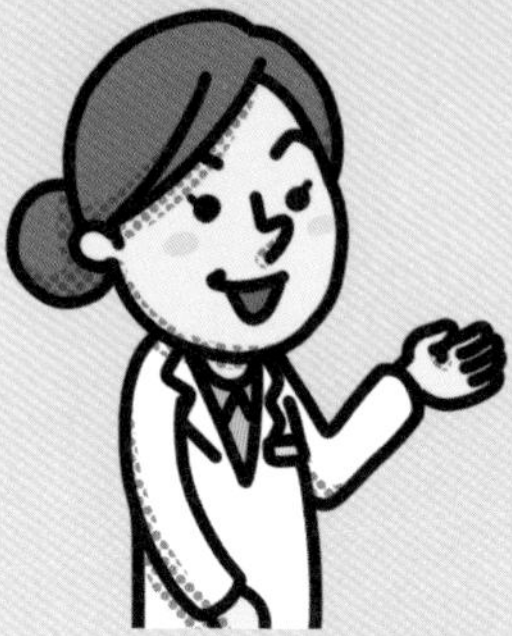

患者の症状と悩みをしっかり聞き、その人に最適な治療法を選択する。

生《せい》活《かつ》習《しゅう》慣《かん》アドバイザー

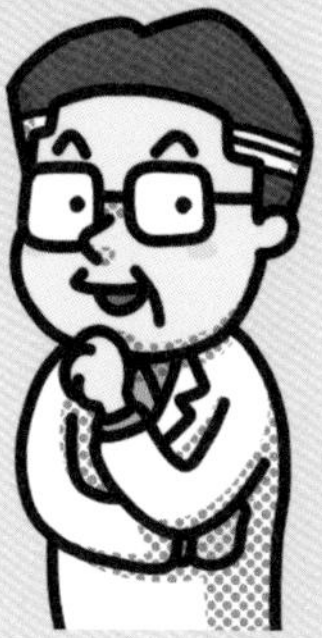

ときにやさしく、ときに厳しく、患者に寄り添うようにアドバイスする。

心《しん》理《り》カウンセラー

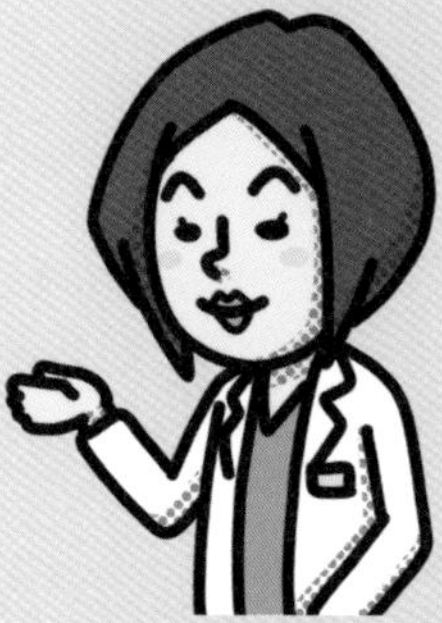

患者の悩みを具体的に聞き、改善法を一緒に考えていく。

IBS

治療と改善法①

診断を受けるところ

はじめての診断は内科や消化器内科

過敏性腸症候群には腹痛などの症状に加え、メンタル不調もみられることがあります。適した医療機関は内科や消化器内科、そして内科系心療内科です。はじめての診断は、内科、あるいは消化器内科のある医療機関が一般的ですが、ストレスが強い場合は、はじめから内科系心療内科を受診するのもよいでしょう。

[診断を受ける場所]

- 内科
- 消化器内科
- 内科系心療内科

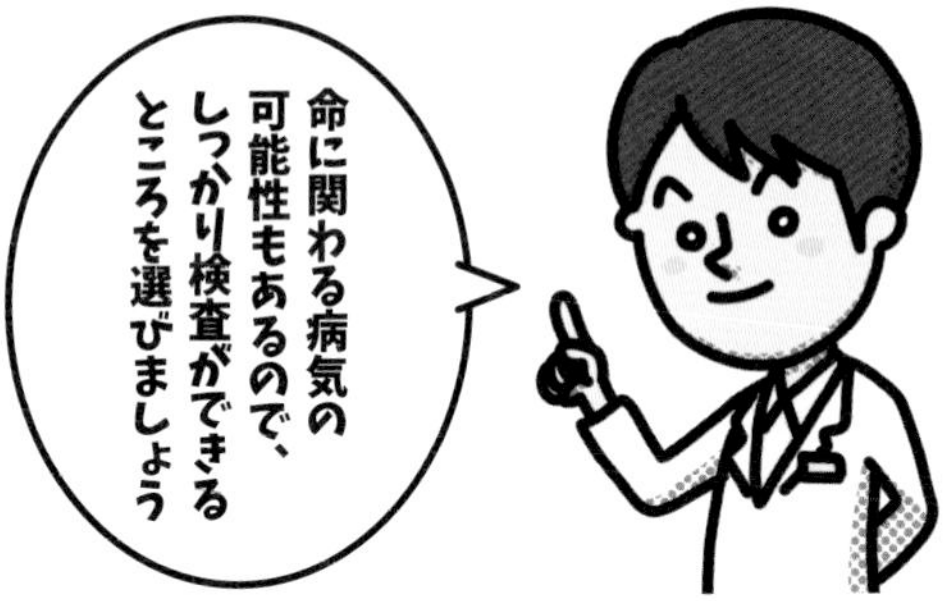
命に関わる病気の可能性もあるので、しっかり検査ができるところを選びましょう

[病院選びのポイント]

ポイント①
週に1度でも通える距離にある

ポイント②
診察時間・休診時間が自分のライフスタイルに合っている

ポイント③
予約が入れやすい

大事なポイントは無理なく通えること

過敏性腸症候群は一度や二度の受診で治るものではありません。数か月から年単位の長期戦になることを覚悟する必要があるので、病院は無理なく通えるところを選ぶのがよいでしょう。

自宅や職場から近い場所にあると、高い頻度で通えます。病院の診察時間と休診時間を確認し、自分のライフスタイルと照らし合わせて選ぶことも大切です。また、予約が取りやすいことも重要です。「予約が取りにくい病院＝良い病院」ではありません。定期的に通えるところを見つけましょう。

[こんな医師なら安心]

安心1 ほかの病気も視野に入れて検査する

安心2 患者の話を否定しないで聞く

安心3 治療法を示すだけでなく、一緒に治していく姿勢がある

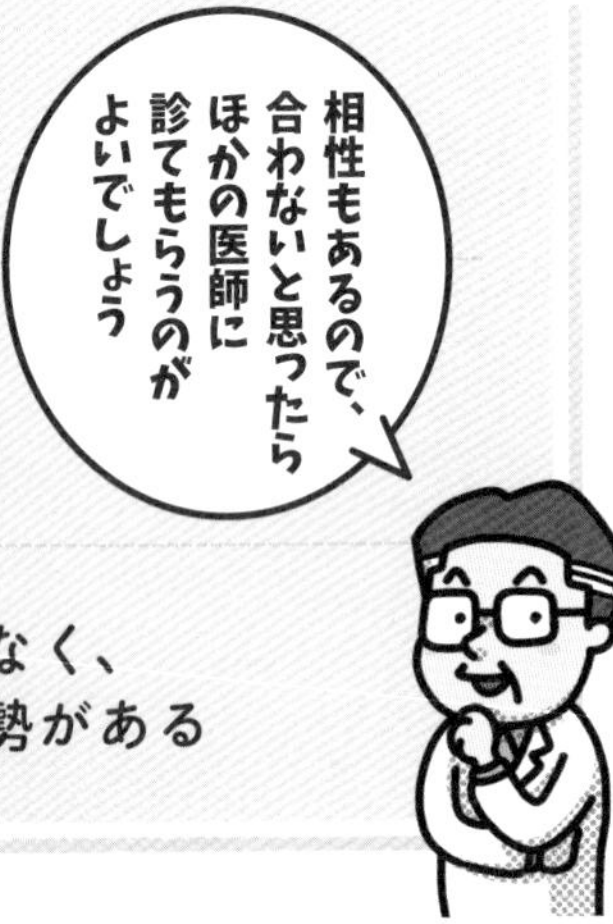

相性もあるので、合わないと思ったらほかの医師に診てもらうのがよいでしょう

症状だけでなく、心の苦痛も伝える

過敏性腸症候群は見た目には消化器系に変化がないのに、機能的に異常な症状が起こります。見た目で判断できない分、医師にとっては患者の自覚症状や感じ方を聞き取る問診の丁寧さが、効果的な治療に欠かせません。症状はもちろん、悩みを医師にすべて話すことで、医師は病気の原因を探り、最適な治療法を考えることができます。症状があるのに検査で異常がみられないときに「気のせい」というような医師ではなく、じっくり話を聞いてもらえる自分に合った医師を探すことが大事です。

［医師に伝えるべき内容］

伝える①　症状の内容

伝える②　症状が出始めた時期

伝える③　症状が出るときの状況

伝える④　症状が出たときの気分・感情

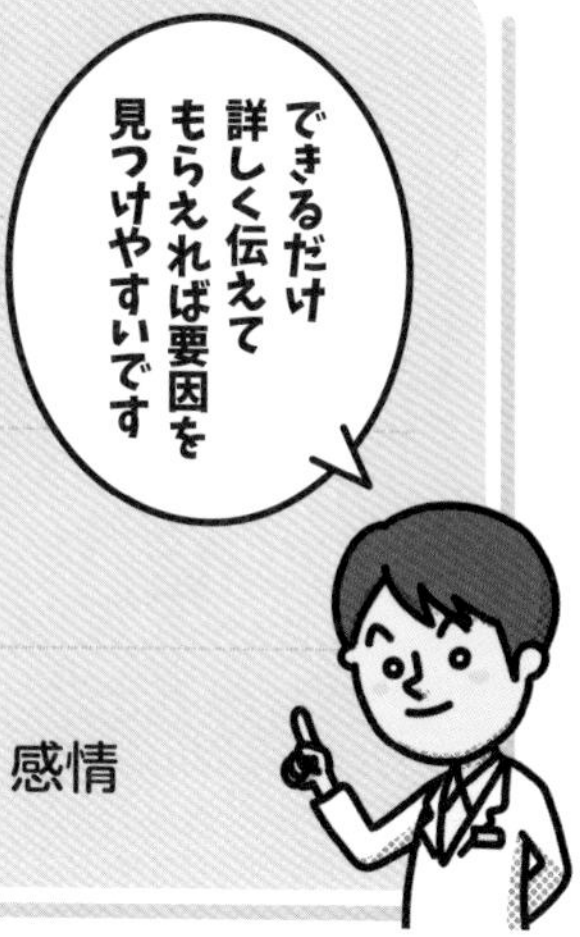
できるだけ
詳しく伝えて
もらえれば要因を
見つけやすいです

症状や悩みをメモに箇条書きでまとめる

過敏性腸症候群の診断では、一般的な病気と同じように、問診、視診、触診などの診察が行われます。問診においては、患者の話を聞きながら、緊張症状やストレスの影響などの心理・社会的な面での観察も行います。いつから、どんな状況で、どのような症状が出ているのかということが、病気の状態や要因を探る手がかりになります。医師を目の前にすると焦ってしまい、いいたいことをうまく伝えられない場合があるので、あらかじめメモに症状や悩みについて箇条書きしておくとよいでしょう。

IBS

治療と改善法②

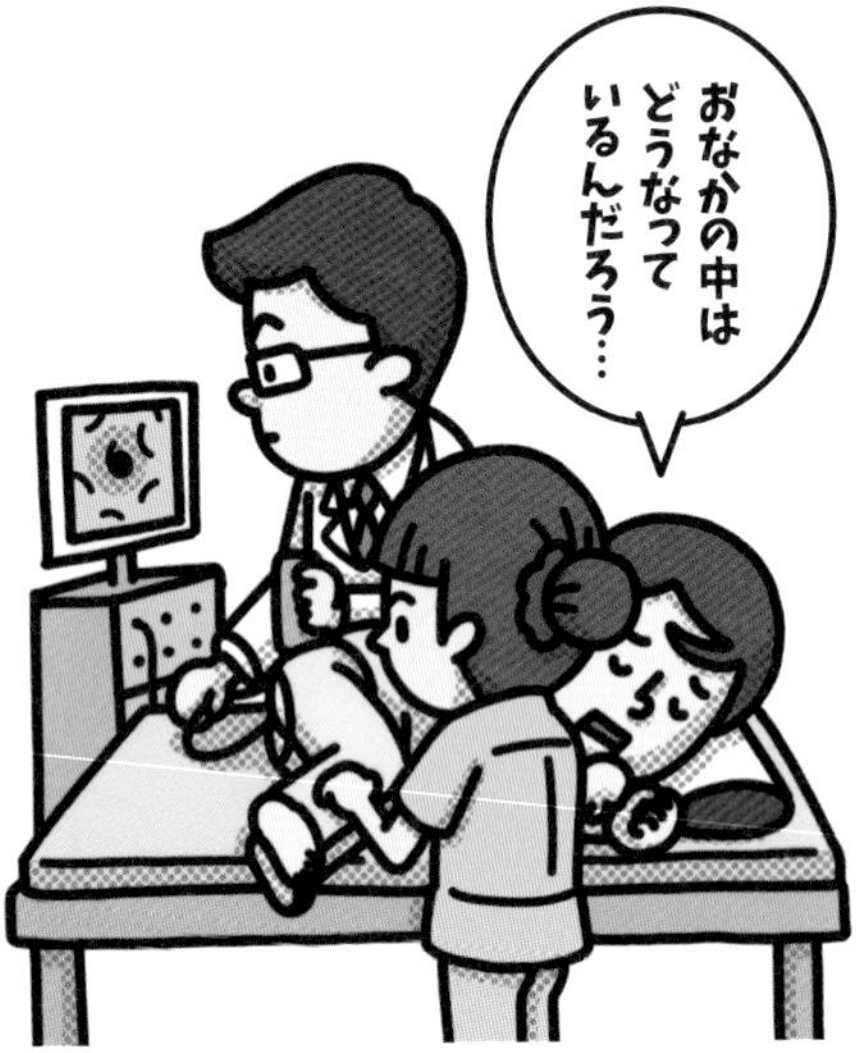

大腸内視鏡検査で腸の状態を診る

腸内を洗浄した後に大腸の内側を観察する

大腸内視鏡検査とは、太さ11~13㎜程度の細長くてやわらかい内視鏡を肛門から入れ、大腸全体を観察する精密な検査方法です。組織を採取し顕微鏡検査をすることで、細胞を詳しく調べることができます。医療の機器と技術が進歩したため、多くの施設で簡便にできるようになりました。

大腸は異常なし！
原因として考えられるのは…

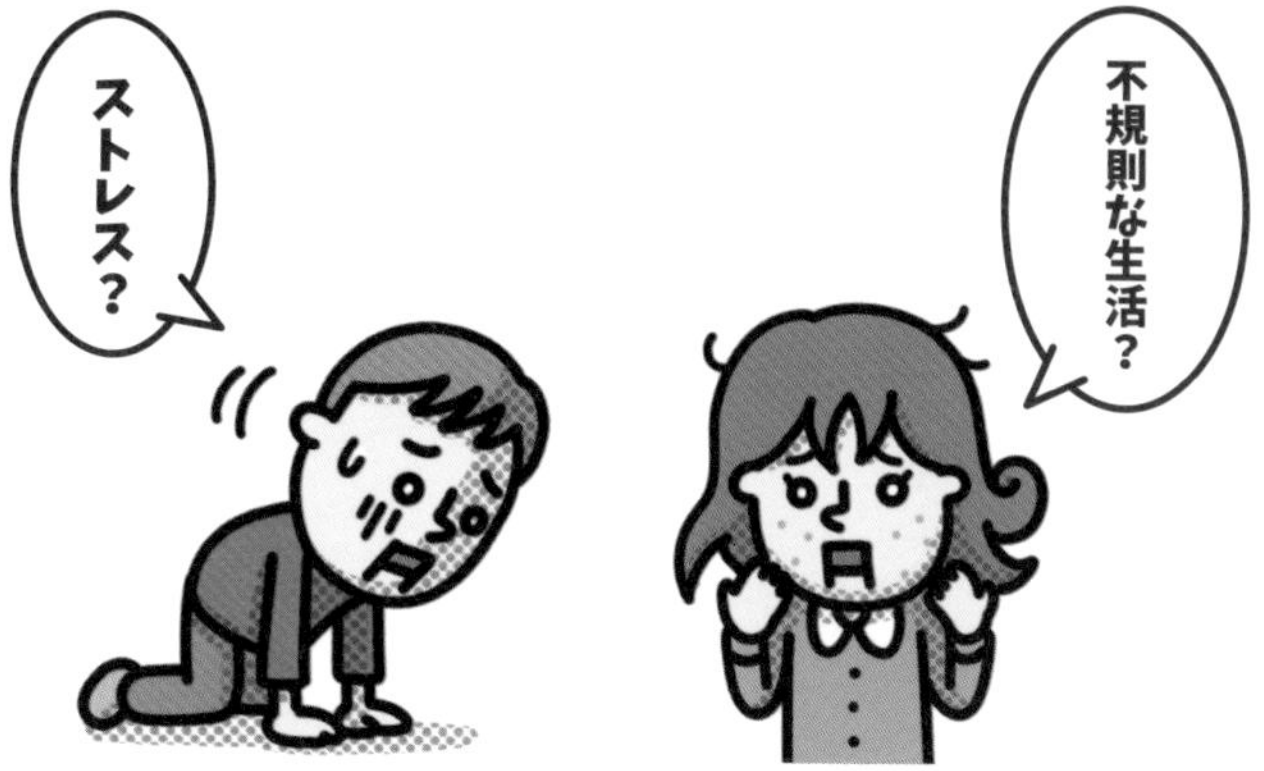

過敏性腸症候群は大腸に異常がないことが多い

過敏性腸症候群は、大腸に炎症やがん、ポリープ、憩室など、症状の原因として考えられる異常がないにもかかわらず、おなかの痛みや調子が悪い状態、下痢や便秘などのつらい症状が数か月間にわたって続きます。原因はいまだに不明ですが、最新の研究では、腸内細菌の種類が健康な人とは異なり、有機酸（酢酸、プロピオン酸）が多く出ることがわかっています。いずれにしろ、ストレスや食べ物が深く関係していることは間違いなく、生活習慣の見直しが必要です。

[避けるべき食べ物]

NG食 ① 種のある野菜、果物（トマト、キウイなど）

NG食 ② 繊維の多い食べ物（ゴボウ、トウモロコシなど）

NG食 ③ 海藻類

NG食 ④ きのこ類

NG食 ⑤ 乳製品

NG食 ⑥ 揚げ物

NG食 ⑦ ナッツ

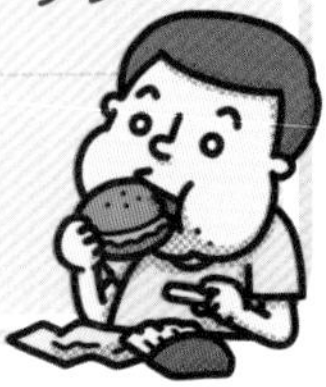

検査に向けて前の日から準備を整える

大腸内視鏡検査の前には、念のため高FODMAP（フォドマップ）食は避けるのがいいでしょう。FODMAPとは、腸内で発酵しやすい4種類の糖類（オリゴ糖、二糖類、単糖類、ポリオール）の頭文字をつなげた名称です。低FODMAP食は、プロテニスプレイヤーのジョコビッチが、アスリートたちを悩ませる過敏性腸症候群に効果的な食事療法として実践し、広く認知された食事療法です。低FODMAP食の本格的な取り組みは、まずは専門医に相談してからがおすすめです。

[検査の流れ]

検査前
食事は消化のよいものをとり、飲酒は避ける。検査当日に下剤を飲み、排便する。

↓

検査時
体の左側を下にして、ベッドに横になる。肩の力を抜き、リラックスした状態で検査を受ける。

↓

検査後
すぐに帰宅可能なことが多いが、疲れた場合は休んでいってもよい。

検査結果が出たらしっかり目を通そう

医師は患者の話を聞く問診とともに、腹部を中心に触診、聴診などを行います。通常、医師は患者の話をじっくりと聞くため、診察時間は30分から1時間くらいかかると心得ておきましょう。ただ、腹痛や便通異常だけで、過敏性腸症候群の診断を下すわけではありません。ほかの病気である可能性も考え、検査をする必要があります。特に40代以降は腸の粘膜に慢性的な炎症やポリープ、重篤ながんなどができていないかどうか、内視鏡検査での結果をしっかりと確認してください。

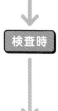

治療と改善法③

薬物療法による症状の改善

薬の目的と副作用を理解して服用する

過敏性腸症候群の薬は、多種多様です。上図のような薬を主に使い分けますが、その組み合わせは患者の症状や状況によって異なります。過敏性腸症候群の薬に限らず、薬には効果（ベネフィット）だけでなく、副作用（リスク）があることを理解して、医師や薬剤師からの説明を受けることが大切です。

[主な薬の種類]

高分子重合体	腸内で吸水作用・膨潤作用がある
消化管運動改善薬	腸の運動の亢進作用・低下作用がある
整腸薬	消化液の腐敗やガスの発生を抑制する
止痢薬	下痢を抑える
下剤	便通を促す
抗コリン薬	腹痛を抑える
ガス駆除薬	消化管のガスを抑える
抗うつ薬	腸の知覚過敏を緩和する
抗不安薬	不安によるストレス反応を弱める
漢方薬	体質に合わせて症状の改善を促す

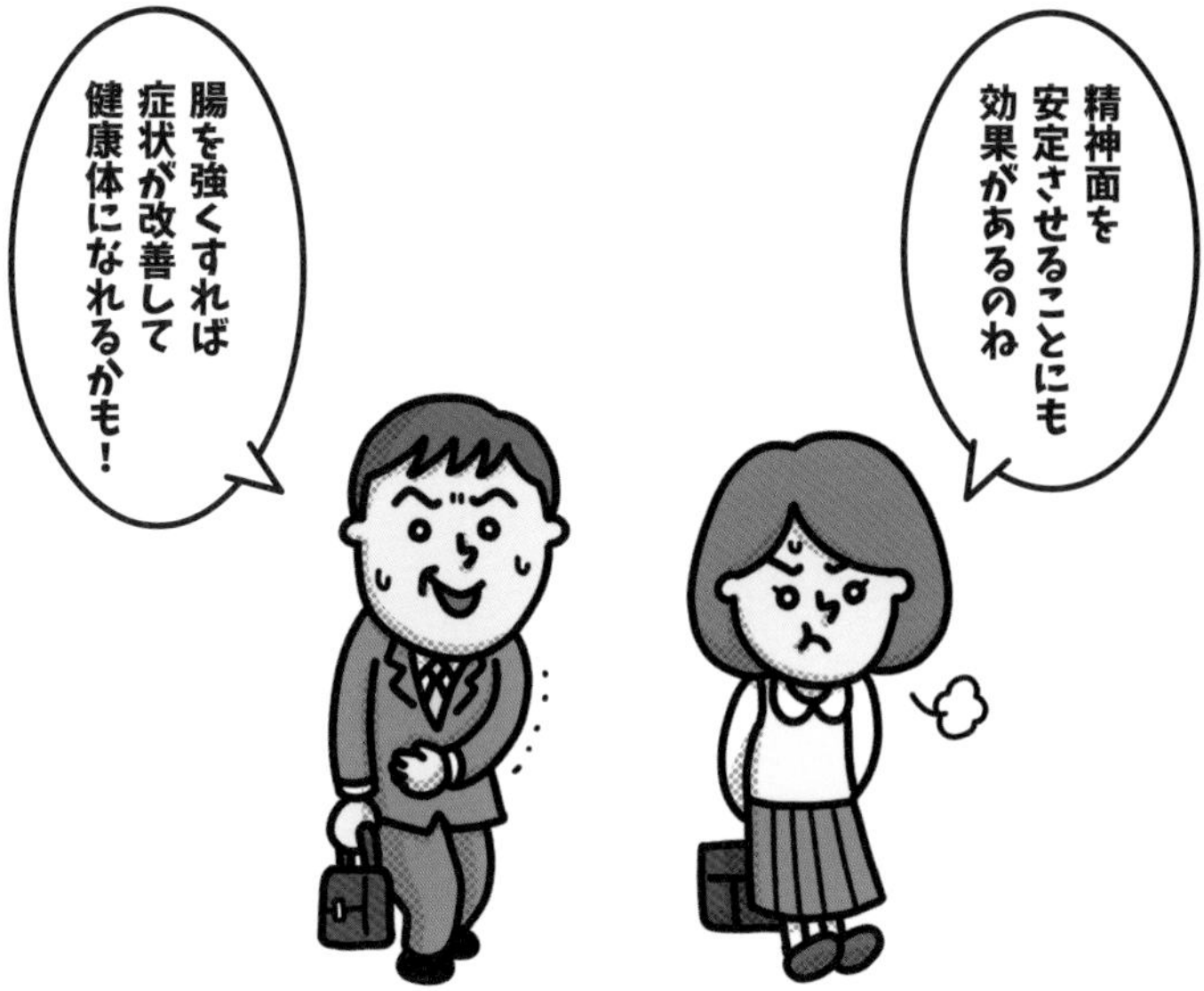
精神面を
安定させることにも
効果があるのね
腸を強くすれば
症状が改善して
健康体になれるかも！

専門医と相談して自分に合った薬を見つける

診察や検査で過敏性腸症候群と診断されると、「下痢型」「便秘型」などの症状に合わせて薬を選びます。自分に合った薬を見つけるためには、専門医との相談が重要です。対症療法としての下痢止め、便秘薬や痛み止め以外にも、腸の動きを調節する薬、乳酸菌のように腸内環境を整える整腸薬、あるいは漢方薬などが組み合わされ処方されます。また、抗うつ薬や抗不安薬なども使われることがあります。インターネットなどで検索した薬については、専門医や薬剤師の意見を仰いだうえで服用しましょう。

[薬の服用で注意すること]

服用の注意
① 自分のアレルギー反応を理解する

服用の注意
② 飲み薬だけでなく、外用薬も医師に伝える

服用の注意
③ サプリメントや健康食品も飲み合わせに関係があることを知っておく

別の薬との飲み合わせに十分注意する

過敏性腸症候群に限らず受診時に必要なことは、以前に薬を使用した際に、かゆみ、発疹などのアレルギー反応があったか、その内容を詳しく話すことです。外用薬もあれば伝えましょう。特に現時点で服用している薬がある場合は、過敏性腸症候群の薬と合わせて服用することで効果を薄めたり、強めたりする可能性があるため注意が必要です。常用している市販薬やサプリメント、健康食品などがあれば、それらについても専門医にあらかじめ詳しく伝えておくと安心です。

[薬の効果と副作用]

抗うつ薬 腸の知覚過敏を改善て、激しい動きを抑える

【副作用】 口渇、吐き気、便秘、尿閉、頻脈、眠気など

抗不安薬 ストレスに伴う不安を和らげ、自律神経のバランスを整えて腸の動きを調整する

【副作用】 眠気、倦怠感、ふらつきなど

抗不安薬などを併用する ただし副作用に注意

抗うつ薬や抗不安薬は精神神経系の特別な薬として敬遠されることが多いのですが、少量だけの服用でも自律神経系や知覚神経に作用し、下痢や便秘の症状を緩和させるものがあります。

長引く症状に対する焦りや不安を和らげるのはもちろん、症状が出るかもしれない場面、例えば通勤中の電車内での急な腹痛などに対して抱く不安感を軽減することもでき、行動範囲を広げることが可能になります。ただし、このような薬の効果や副作用について医師と相談しながら服用することが大切です。

[下剤の主な種類]

大腸刺激性下剤

腸を刺激することで腸の働きを活発にして排便を促す。効果は強いが習慣性があり、連用によって効かなくなる可能性がある。おなかが痛くなることも多く、長期間大量に服用し続けないよう注意が必要。

浸透圧性下剤

腸に水分を引き込むことで便をやわらかくし、排便回数を増加させる。習慣性がないことから長期的に服用できるため、ほかの下剤と併用して使われることが多い。

その他

腸液の分泌を促すタイプ、胆汁酸吸収を阻害するタイプなどがある。

薬剤師や専門医に相談し、必要に応じて服用する

過敏性腸症候群による便秘の場合は、便秘薬や浣腸を使用する人も多いでしょう。浸透圧性下剤である酸化マグネシウムは腸管内のものをやわらかくして腸管を刺激するため、使い続けても問題はありません。しかしセンナなどが含まれる大腸刺激性下剤では、長期的な服用により腸粘膜を傷つけ、腹痛を増幅させる可能性があります。腸液の分泌を促すタイプ、胆汁酸吸収を阻害するタイプなど、最近はいろいろな下剤が使われます。薬剤師や専門医と相談しながら使うようにしましょう。

[副作用の例]

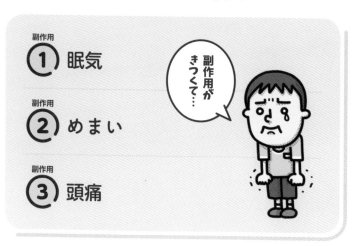

副作用
① 眠気

副作用
② めまい

副作用
③ 頭痛

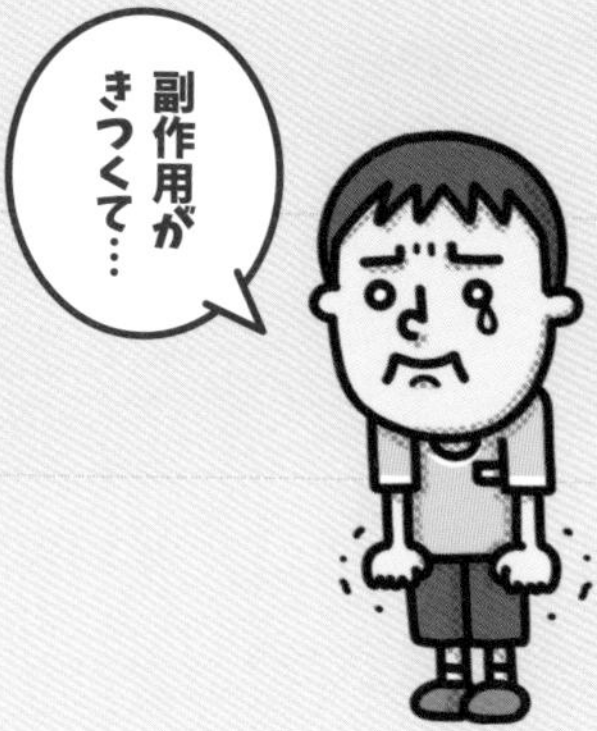

薬が合わなければストップ 再度、医師に相談を

医療機関で処方された薬に限らず、市販薬においても異常を感じたときや、副作用の疑いが生じた場合は、自己判断をせずにすぐにかかりつけの医師、あるいは薬剤師などに相談してください。副作用とは、病気や体質に合わない薬を処方されたとき、薬の量が多すぎたとき、ほかの薬や食べ物との飲み合わせが悪かったときなどに起こります。症状があらわれる場所は、消化器系や循環器系などさまざまです。副作用は薬を飲み始めて1か月以内に出やすいため、飲み始めは特に注意が必要です。

[市販の薬品]

メリット1 手軽に購入できる

メリット2 副作用があまりない

メリット3 有効成分が複数ある

デメリット1 処方薬より価格が高い場合がある

デメリット2 処方薬に比べ効き目が弱い

デメリット3 余分な有効成分が含まれている

ドラッグストアなどの市販の薬を服用する

ドラッグストアや薬局の薬を使う場合は、まずどんな症状に対して使いたいのかを薬剤師に相談することをおすすめします。過敏性腸症候群の治療として下痢止めを使うことはあくまで対症療法ですが、その頻度が少なければ、市販薬を使うこともひとつの手です。

しかし、頻繁に使うような場合には、やはり専門医に相談し、過敏性腸症候群としての適切な治療を受けてください。対症療法ばかりするのではなく、下痢の予防も含めた治療を受けましょう。

[通院するタイミング]

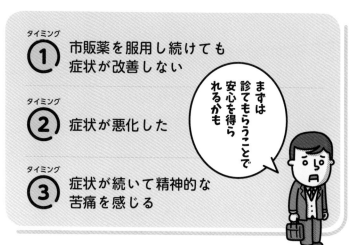

タイミング①
市販薬を服用し続けても症状が改善しない

タイミング②
症状が悪化した

タイミング③
症状が続いて精神的な苦痛を感じる

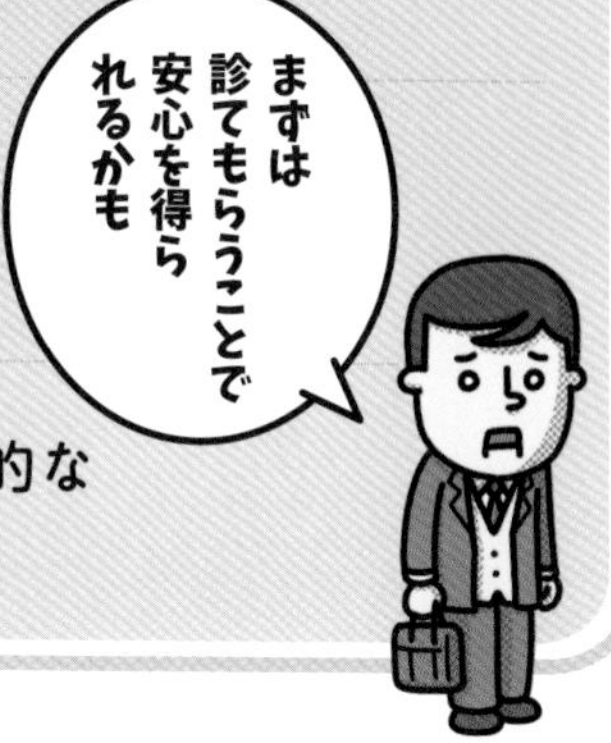
まずは診てもらうことで安心を得られるかも

定期的に診断を受け、変化する症状に対応する

過敏性腸症候群の疑いがあっても、医療機関で診断を受けないまま、ドラッグストアや薬局の市販薬で間に合わせている人も多いのではないでしょうか。症状がそれほど重篤ではなく、たまに薬を服用するのであればそれでもいいのですが、市販の薬を数か月間にわたり飲み続けても症状が改善しない場合、一度は医師の診断を受けることを強くおすすめします。医師の診断を定期的に受けると、お薬手帳などで薬の副作用などのチェックも容易です。安心を得るためにも、病院に足を運ぶとよいでしょう。

IBS

治療と改善法④

心理療法によるストレス緩和

心にも目を向け、内科系心療内科医に相談する

大腸に炎症やポリープ、がんなど、症状の原因だと考えられる器質的異常がないにもかかわらず、おなかの痛みや調子が悪い状態が続く過敏性腸症候群は、心理・社会的なストレスとの関わりが深い病気です。内科系心療内科（場合によってはメンタルクリニック）への相談で、ストレス対処術を身に付けましょう。

[こんな人は相談を!]

ケース①　症状のことを考えると気分がひどく落ち込む

ケース②　身の回りの環境が変わって症状が悪化した

ケース③　自分はダメな人間だと思うことがある

ケース④　悩んでいるときによく症状が出る

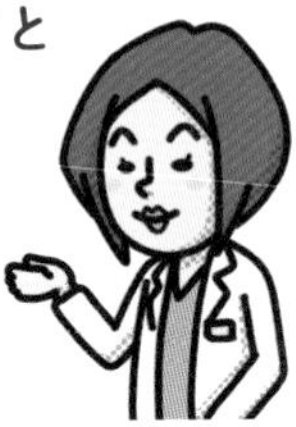

[一般心理療法の流れ]

STEP1	傾聴	患者が困っていることに耳を傾ける。
STEP2	受容	患者が訴える症状や悩みを否定せず、そのまま受け止める。
STEP3	支持	患者の考え方や生き方を支える。
STEP4	保証	治療を続け、ともに改善を目指すことを約束する。

一般心理療法で治療への扉を開く

過敏性腸症候群における心理療法では、まず一般心理療法が用いられます。一般心理療法とは、患者と面接する際に「傾聴、受容、支持、保証」を踏まえて医師が対応する方法です。患者が、どんなことに困っているのか耳を傾ける（傾聴）。患者の症状に対する訴えを否定せず受け止める（受容）。患者の生き方を支える（支持）。治療を続けて、ともに改善を目指すことを約束する（保証）。こうした一般心理療法を続けることで、過敏性腸症候群の要因であるストレスを緩和させるのです。

[自分でできるストレスのかわし方]

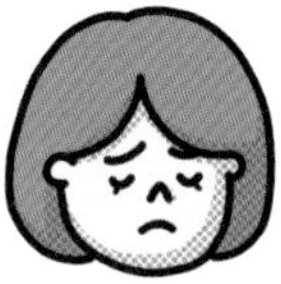

ケース①

明日は試験があるから緊張する

→赤点でも死ぬわけじゃない！

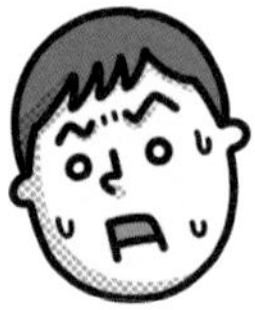

ケース②

電車の中はおなかが痛くなりがち

→本を読むことに集中しよう！

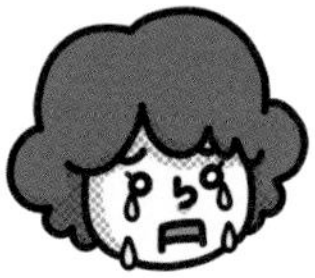

ケース③

あの人にどう思われているかしら…

→私が私を好きになれるようにしよう！

認知のゆがみを修正する認知行動療法

患者の「認知」に働きかけ、心のストレスや不安を軽くしていく治療法が認知行動療法です。認知とは、簡単にいうと「ものの見方」や「現実の受け取め方」のことです。過敏性腸症候群の患者の中には、認知行動療法が効果的な人もいます。認知行動療法では、その時々のつらい気持ちを患者自身が客観的に見て、ストレスを和らげる方法を学ぶことができます。これによりストレスを軽減することで、過敏性腸症候群になる要因を取り除き、体調を改善していくのです。

[5つの性格のバランスを分析する]

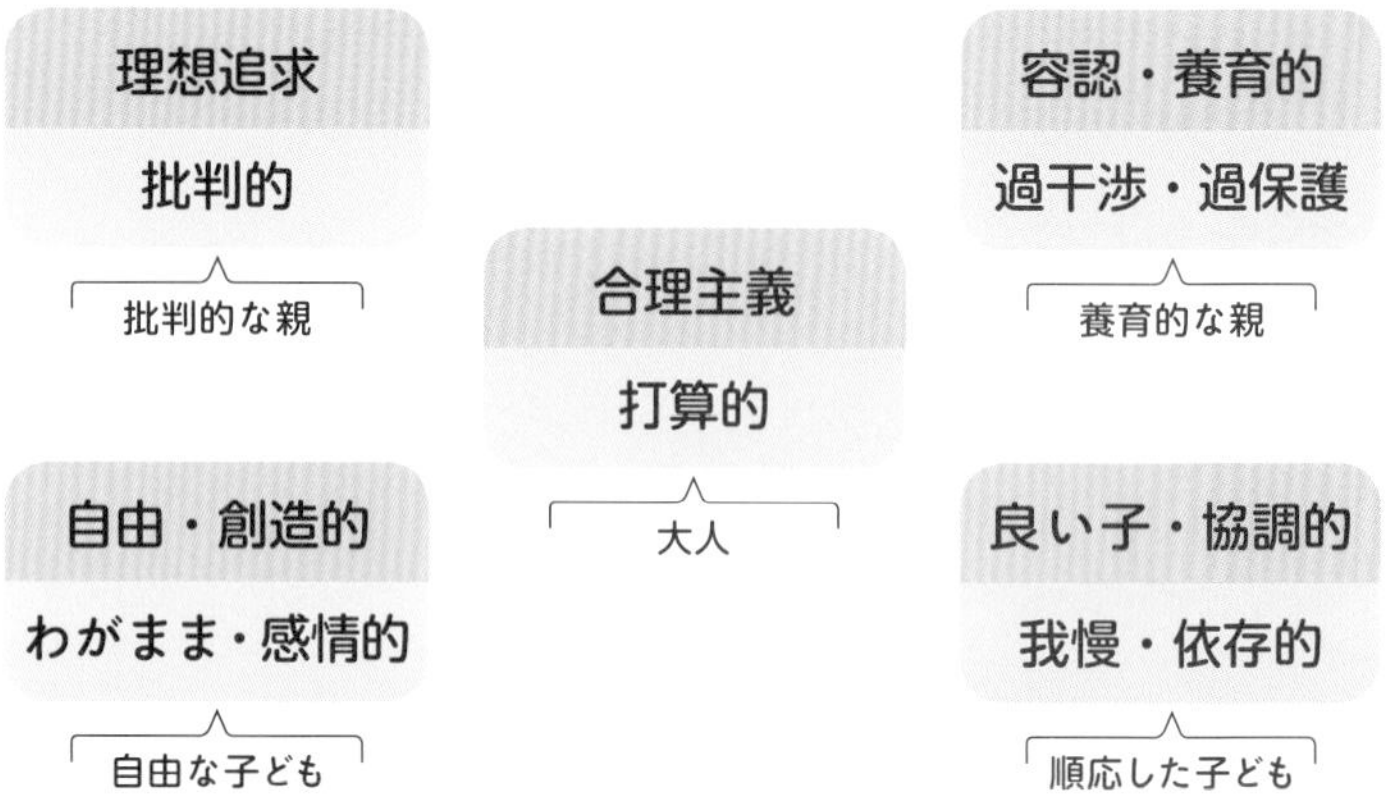
理想追求
批判的
批判的な親
合理主義
打算的
大人
容認・養育的
過干渉・過保護
養育的な親
自由・創造的
わがまま・感情的
自由な子ども
良い子・協調的
我慢・依存的
順応した子ども

それぞれの要素の度合いが行動様式に影響を与える。

自分と他人の交流を分析する（交流分析）

過敏性腸症候群の症状を悪化させる要因に、対人関係の悩みやストレスがあります。交流分析は、対人関係の特徴的なパターンがストレスの要因になるという考えに基づく、対人関係に関連した心の問題を解決するために有用な心理療法のひとつです。エゴグラムという心理テストで行動様式の背景にある自我状態を知り、交流パターン分析で対人関係にみられる特徴的な行動様式を理解します。さらにゲーム分析でストレスの要因になる対人関係を明らかにし、それを基に自分の行動変容を試みます。

森田療法による
ストレスとの向き合い方

ケース❶

なんとかできる悩み
→対策を考えて、実行してみる

ケース❷

なんともできない悩み
→“あるがまま”に放っておく

不安な感情（不安、イライラ、落ち込みなど）
正常な心身の現象（緊張による動悸、赤面など）
他人の心の内（他人から変だと思われている、嫌われているなど）

森田療法を用いて症状との付き合い方を知る

森田療法では、症状を増悪させる心の悪循環があることに注目します。会議の前になると緊張して下痢をする人には、緊張を止めようとして逆に緊張が高まるという悪循環がみられ、それが下痢症状をひどくします。そこで緊張はあるがままにしてどのように話したら理解してもらえるかなど発言する内容に注意を向けるように促します。このように、緊張したままでやってみる経験を積むことで、緊張との付き合い方がわかってくるのです（P126～131のMORITAを参照）。

[自律訓練法のやり方]

1. 座った姿勢、または仰向けの姿勢になる
2. 目を閉じてゆっくり呼吸を繰り返す
3. 「右手が重たい」→「両手が重たい」→「両手両足が重たい」→「両手両足がとても重たい」を心で繰り返す

   ※このときに、無理に重たくしよう、重たくなれというのではなく、自然に重たくなるのを待つような気持ちでいること。
4. 「気持ちが落ち着いている」を心で繰り返す
5. 「両手両足が温かい」→「両手両足がとても温かい」を心で繰り返す
6. 目を開けて手を握って開く、足首を動かす（消去の動作）

自律訓練法で心と体をリラックスさせる

自律訓練法は自己催眠状態を体験する治療法です。心と体をリラックスした状態にすることで、仕事や日常生活の忙しさでストレスを感じたときに、その緊張を解きほぐし、交感神経の興奮を鎮めます。交感神経が過度に興奮すると自律神経の中枢がオーバーワークのために機能異常に陥り、自律神経のバランスが崩れ、過敏性腸症候群の下痢や便秘といった症状を引き起こします。元は催眠療法にヒントを得た心身医学の治療法ですが、過敏性腸症候群の治療にも使われています。

IBS

治療と改善法⑤

生活習慣を改善する

生活習慣を見直して心身を正常に戻す

私たちの体には、生まれながらにして体内時計が組み込まれていますが、24時間営業のコンビニエンスストアやいつでもアクセスできるインターネットの普及などで、知らず知らずのうちに生活習慣が乱れがちです。心身ともに疲れやすさを感じたら、生活習慣を見直し、改善することが必要です。

無意識のうちにストレスになっているもの

ストレス ① インターネットの情報

ストレス ② スマホの見すぎ

ストレス ③ 深夜にも手に入る飲食物

ストレス ④ いつの間にか増えた体重

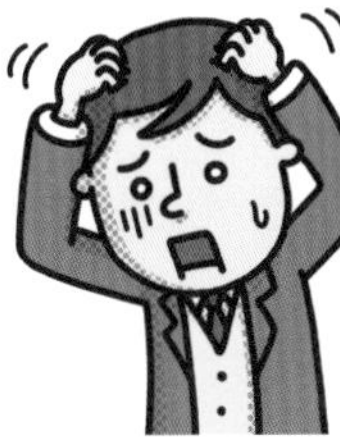

[主な改善点]

改善点
① 日付が変わる前に寝る

改善点
② 湯船につかる

改善点
③ 朝、日光を浴びる

改善点
④ 1日3食とる

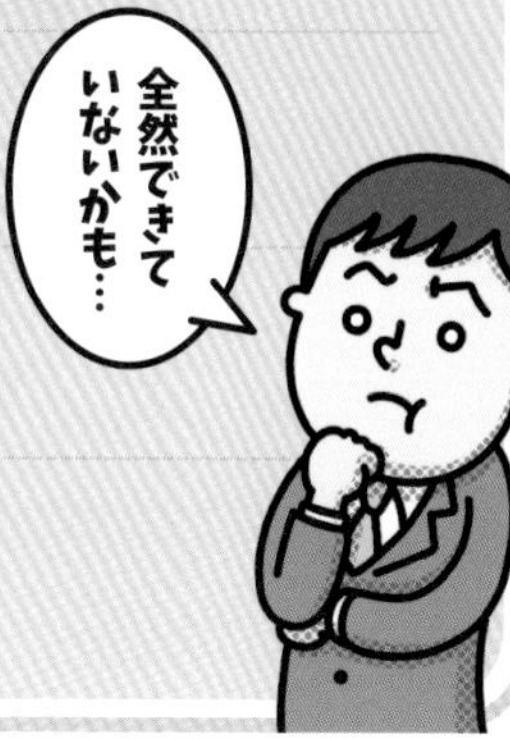

改善できそうな事柄から実践していく

胃腸が疲れやすくなったり、調子が悪くなったりするきっかけのひとつに、生活習慣の乱れからくるストレスが考えられます。脳と直結している腸の働きは、ストレスの影響を受けやすいことが知られています。特に過敏性腸症候群の人の場合は、日々の疲れやストレスからのダメージを受けやすいのです。そんなストレスに押しつぶされないためには、漠然と生活習慣を見直すよりも、1週間程度の生活サイクルを書き出し、問題点と必要な改善点を明確にするのが効果的です。

効果 疲れが取れ、血行がよくなり、気分が落ち着く

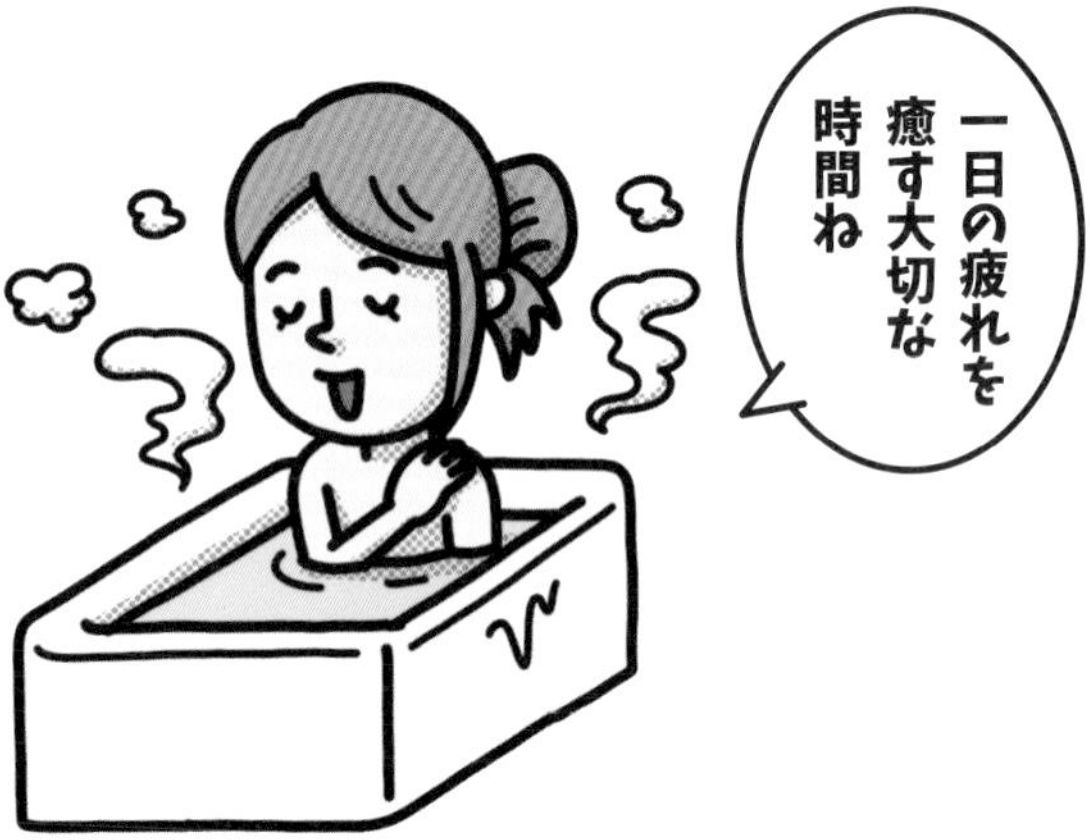

湯船につかって心身ともにリラックスする

リラックス効果を高めるには、シャワーだけで済まさず、40℃までの比較的ぬるい湯船にゆっくりとつかってストレスを洗い流すのがおすすめです。温かい湯船に手足を伸ばしてゆっくりつかる時間は、日々のストレスを緩和する効果があることがわかっています。湯船に入ることで体が温まり、筋肉の緊張がほぐれると同時に、ストレスの原因となる体内の疲労物質や老廃物をスムーズに排出させることができます。また、体が温まることで睡眠の質が高まり、疲れた心と体が回復しやすくなります。

効果 体内時計が乱れないよう心掛ける

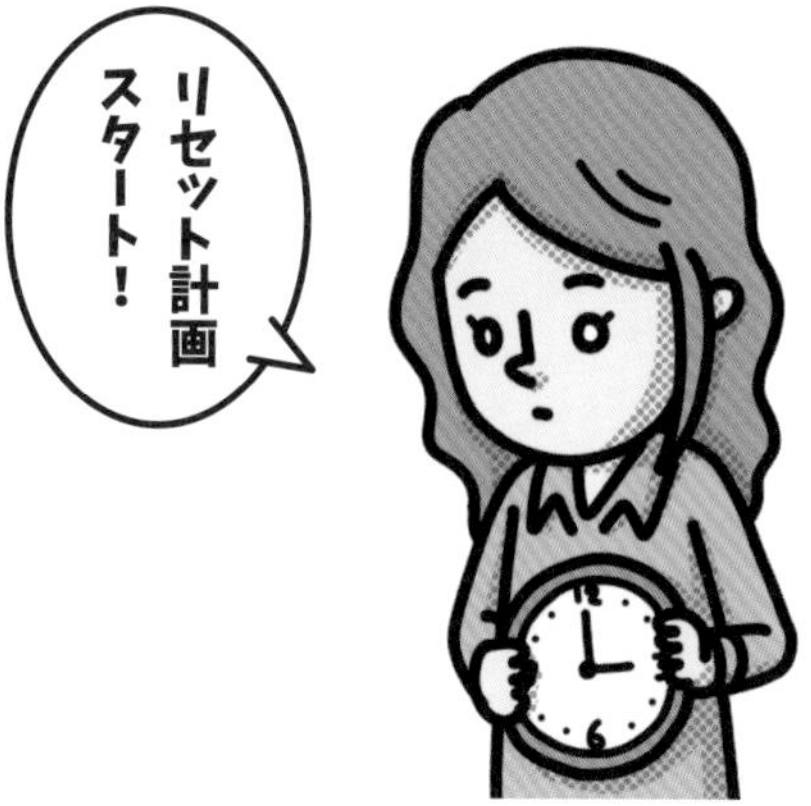

決まった時間に起床して生活のリズムを整える

便利な世の中になった半面、最近の私たちの生活はだんだんと夜型になりつつあります。人の体はサーカディアン・リズムという体内の24時間サイクルにより、起床・活動・睡眠などのパターンが決まった生活リズムが刻まれています。生活リズムが不規則になると、自律神経や内分泌系などの働きも乱れがちになってしまいます。心も体も変調をきたし、ストレスを生む脳の疲れへとつながります。決まった時間の起床は、生活リズムを整える第一歩だと心得、まずはここから実践してください。

効果 眠気を促す
物質のメラトニンをキープ

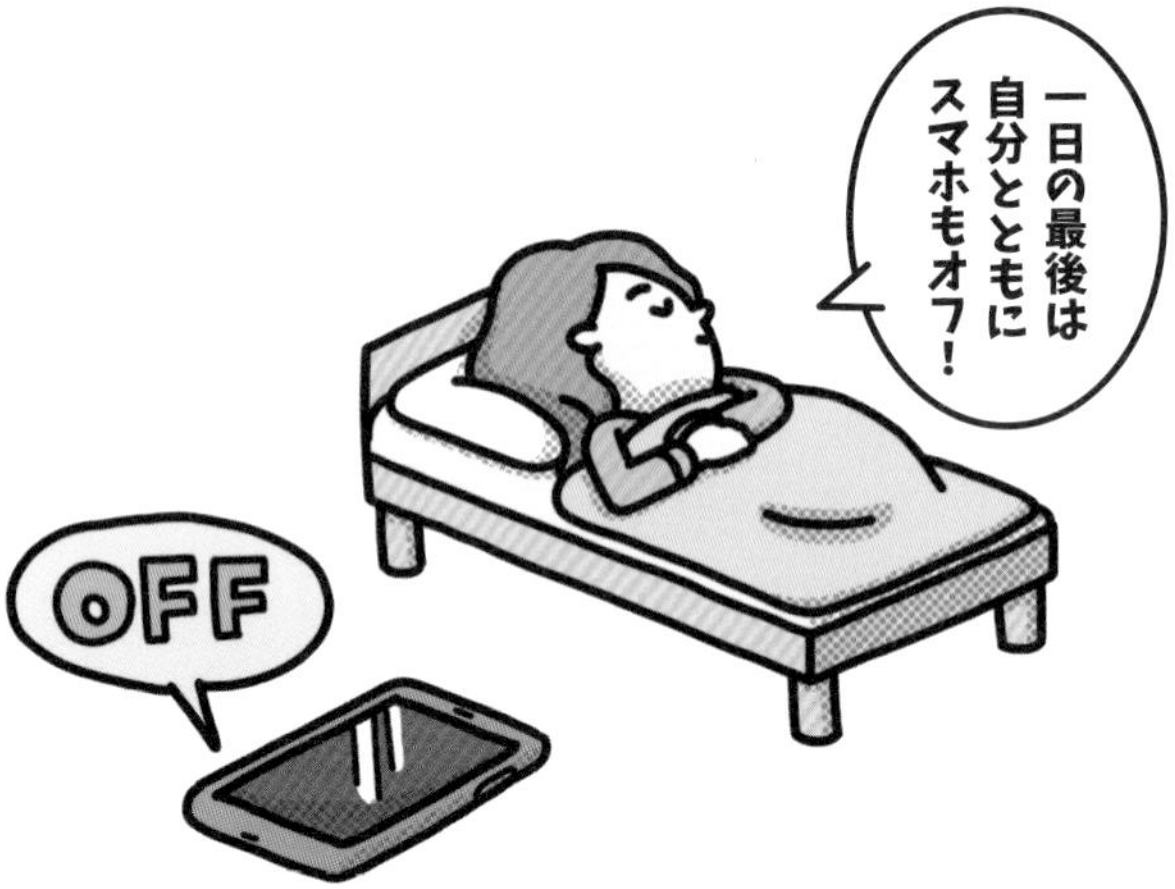
一日の最後は
自分とともに
スマホもオフ！
OFF

寝る前はできるだけ
パソコンやスマホを見ない

眠りが浅いといった悩みは、寝る直前までパソコンやスマホが手放せないことが原因かもしれません。特にスマホはその傾向が顕著にあらわれており、スマホの画面からブルーライトを多く浴びることで、脳内で作られる眠りを促す物質のメラトニンが減少し、眠りが浅くなり、睡眠の質が低下します。睡眠不足が続くと疲れが蓄積し、ストレスへの耐性も弱くなりがちです。できれば睡眠2時間前からスマホを見ないことをおすすめします。また前述のように体を温めて寝ることも有効です。

効果 軽く汗ばむ程度の運動を継続する

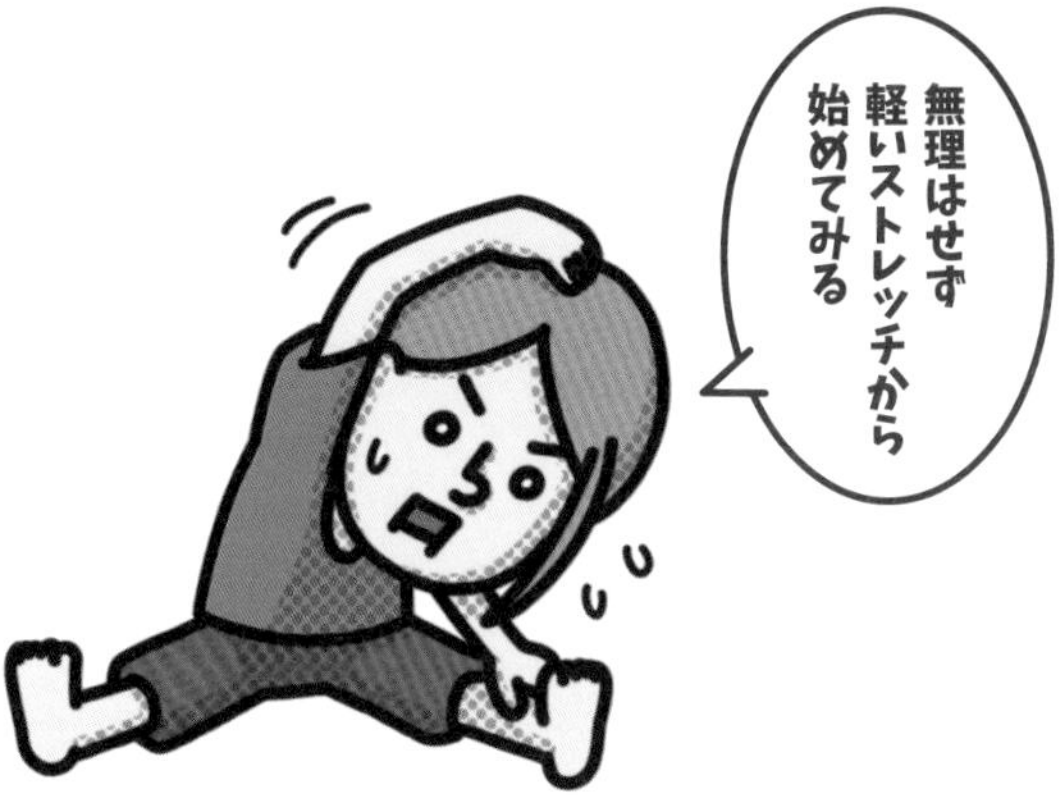

適度な運動を継続してストレスを解消する

厚生労働省の「健康づくりのための身体活動基準」によると、適度な運動を習慣にするだけで、生活習慣病にかかるリスクや死亡率を低下させるだけでなく、気分転換やストレス解消につながり、メンタルヘルスの改善にも効果があるといいます。これは過敏性腸症候群においても同様です。一度にたくさんの運動をするよりも、軽く汗ばむ程度で「スッキリした」と感じるぐらいの運動を習慣にすると効果的です。リラックス効果のあるヨガや、ストレッチもよいでしょう。

IBS

治療と改善法⑥

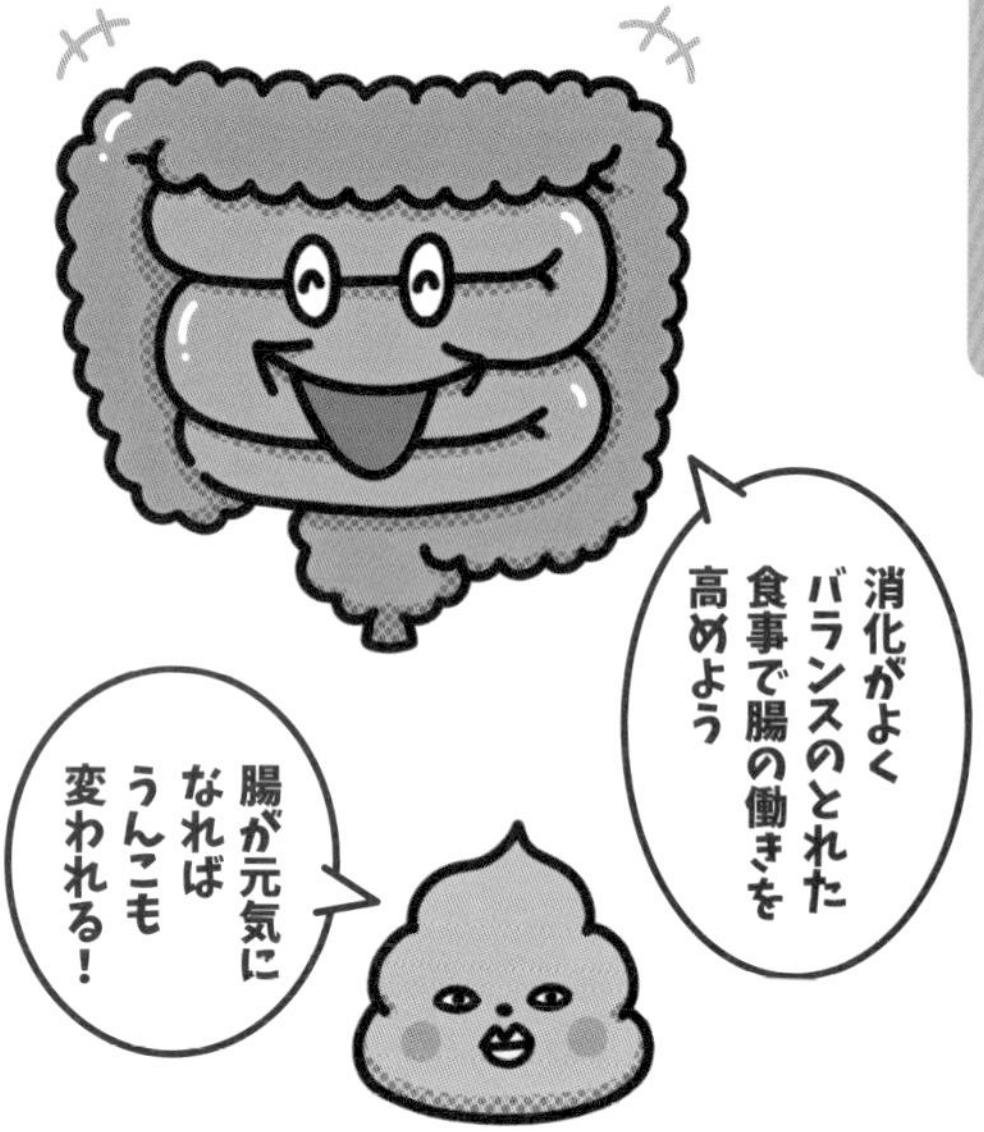
消化がよく
バランスのとれた
食事で腸の働きを
高めよう
腸が元気に
なれば
うんこも
変われる！

食生活を改善する

消化しやすい食事を中心にし、腸管の運動機能を整える

　胃腸に負担をかけず、消化しやすいものを習慣的に食べていると、おなかの不調は自然と改善されます。過敏性腸症候群では、下痢や便秘、腹痛などの症状が多く、日々の食生活に悩むことが少なくありません。

　まずは食生活の改善で、腸管の運動機能を整えていきましょう。

[食生活の主な改善点]

改善点 ① 肉に偏らない

改善点 ② 野菜を多くとる

改善点 ③ 食べすぎに気を付ける

改善点 ④ お酒は3日に1回にする

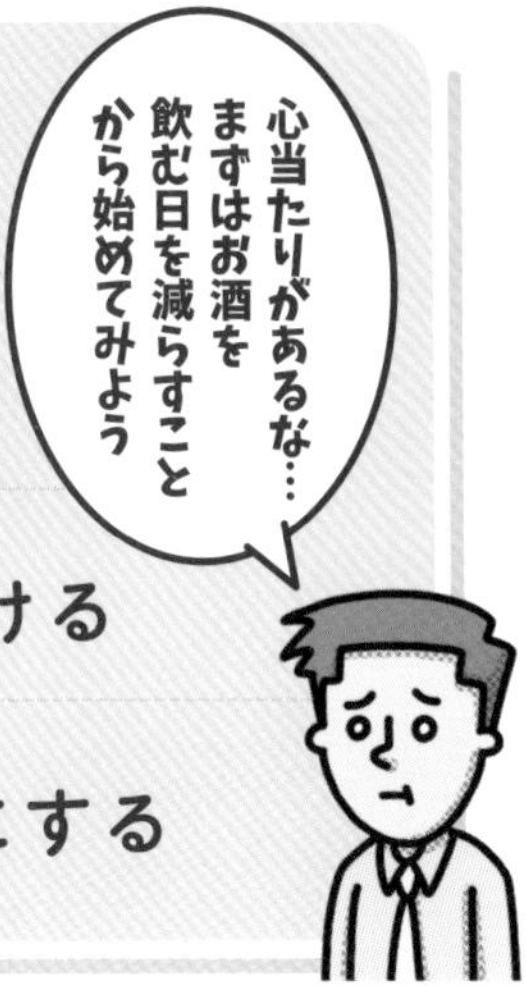
心当たりがあるな…
まずはお酒を
飲む日を減らすこと
から始めてみよう

三食を規則正しく、栄養バランスのとれた食事に

食生活を改善するにあたり、まずは日々の食事を見直すことから始めてみましょう。基本は、朝・昼・晩の食事を欠かさず、規則正しくとることが大切です。そのうえで、食生活のチェックシートなどを作成し、改善点を可視化することをおすすめします。栄養の偏りはないか、多種多様な食材をとっているか、適量をとっているか、飲酒の機会は多くないかを見直していきましょう。身近な人からの指摘で、自分では気付いていない早食いなどの食べ方の癖を知ることも可能です。

[青魚に含まれる主な有効成分]

EPA	血液をサラサラにする
DHA	脳を活性化させる
ビタミン B_{12}	貧血を改善し予防する
ビタミンD	神経系のバランスを整える

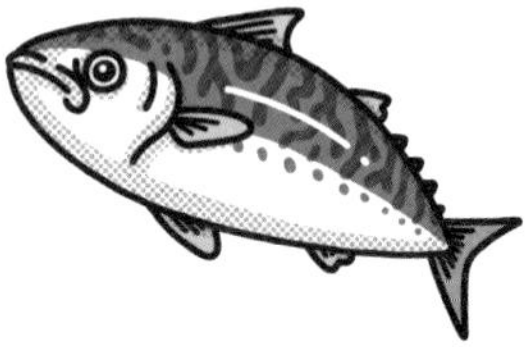

魚のビタミンB群で疲労回復 オメガ3で血管をしなやかに

「魚＝健康食」といわれる理由は、豊富な栄養素を含んでいるからです。魚には疲労回復に効くビタミンB群が豊富なため、体調を整えられます。さらにポイントとなるのは、魚に多く含まれる良質な不飽和脂肪酸の〝オメガ3〟です。オメガ3脂肪酸であるEPAやDHAは血管に脂肪が溜まるのを予防するので、しなやかな血管を保つことに働きます。血管が健康だと内臓の機能も正常化します。肉も魚も体にとって大切な栄養素を含んでいるため、偏ることなく適量を食べることが大切です。

[食物繊維が豊富な食材]

ごぼう	ほうれん草	にんじん	レタス
大豆	アボカド	エリンギ	キウイ

[ミネラルが豊富な食材]

わかめ	昆布	モロヘイヤ	パセリ

イチジク	しめじ	牡蠣	豚肉	アーモンド

野菜・海藻・きのこ類をバランスよくとる

野菜・海藻・きのこ類にたくさん含まれる食物繊維やビタミン、ミネラルは新陳代謝を活発にし、生理機能を調節する働きがあります。食物繊維は、便の量を増やして便秘を予防する以外にも、糖尿病や肥満、心筋梗塞の予防にも効果的です。野菜・海藻・きのこ類は種類によって体への働きかけも異なるため、いろいろな食品をバランスよく組み合わせてとるのがポイントです。毎日の健康的なお通じのためには、1日20gの食物繊維の摂取が目安といわれています。

[胃腸の不調を招きやすい食材]

甘いもの	ケーキ、ドーナツ、アイスクリーム、チョコレート、菓子パン
油っこいもの	とんかつ、ラーメン、天ぷら、唐揚げ、ピザ、ハンバーガー
その他	カレー、冷奴、餅、グレープフルーツ、コーヒー、ビール

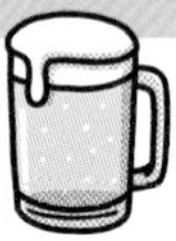
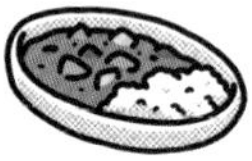

甘いもの、油っこいもののとりすぎに気を付ける

甘いもののとりすぎは、胃腸の慢性的な不調に深く関係します。甘い果物や菓子類だけでなく、玉ねぎや小麦などの果糖に含まれるフルクタンなどのとりすぎも人によっては下痢の要因になります。また、油に含まれる脂肪酸は、小腸で一部は消化されますが、残りは小腸を刺激してしまいます。スタミナを付けたいからと、揚げものや肉類を好んで食べる人がいますが、油っこい食事はアルコールと同様に下痢の要因になりやすいのです。胃腸の負担を軽減する食事に改善しましょう。

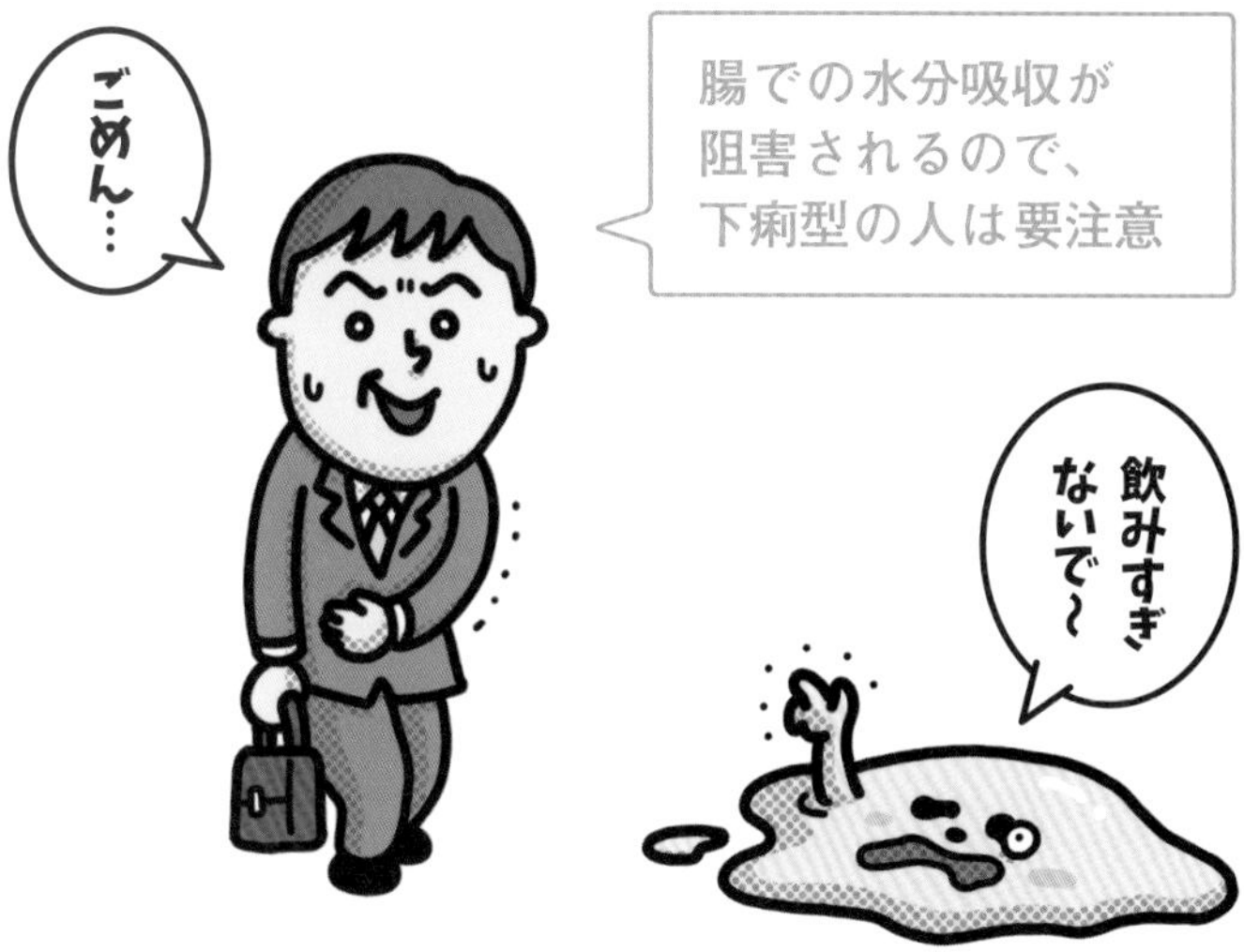
腸での水分吸収が
阻害されるので、
下痢型の人は要注意
ごめん…
飲みすぎないで〜

お酒は下痢を誘発するのでたしなむ程度に

ここ最近のアルコール消費量は減少気味ではありますが、老若男女を問わず、アルコールを好む人は少なくありません。たしなむ程度であれば問題はないのですが、注意したいのはアルコールには小腸の働きを阻害する作用があることです。腸管内にアルコールが入ることで、腸管における水分の吸収が悪くなり、便に水分が増えてしまい下痢が起こりやすくなります。お酒を飲んだ後、下痢になりやすいとしたら要注意です。飲酒翌日は軟便になりやすいので、下痢型の人にはおすすめしません。

IBS

治療と改善法⑦

MORITA

MORITAの理解と応用
欲望があるから悩みが生まれる

過敏性腸症候群では、下痢や便秘への不安がみられます。人間には誰しも、より快適に生きたいという気持ちがあるため、不快な症状を何とかしたいという欲望が生じます。しかし今不安な気持ちをすぐになくせるわけではありません。そこで、MORITAでは不安はとりあえず放っておくことをすすめます。

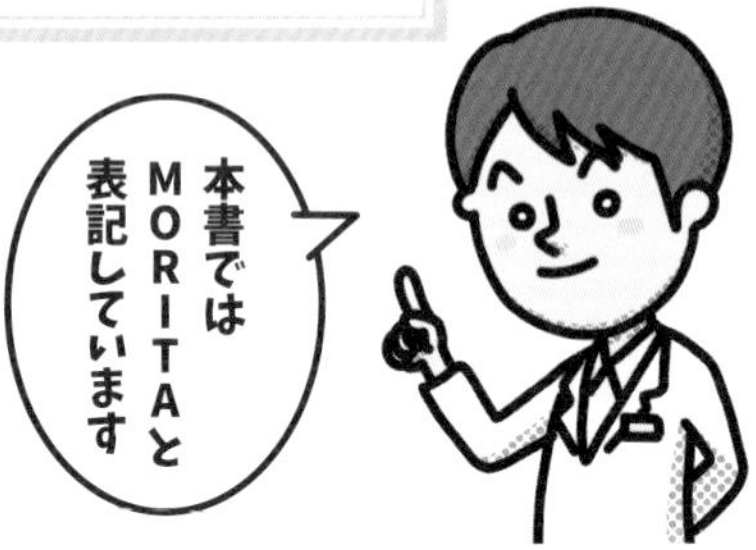

MORITAとは

森田療法を平易な表記で言い換えたもの。日本で生まれた心理療法で、約100年間治療に用いられており、現在では一般的なメンタルヘルスにも活用されている。

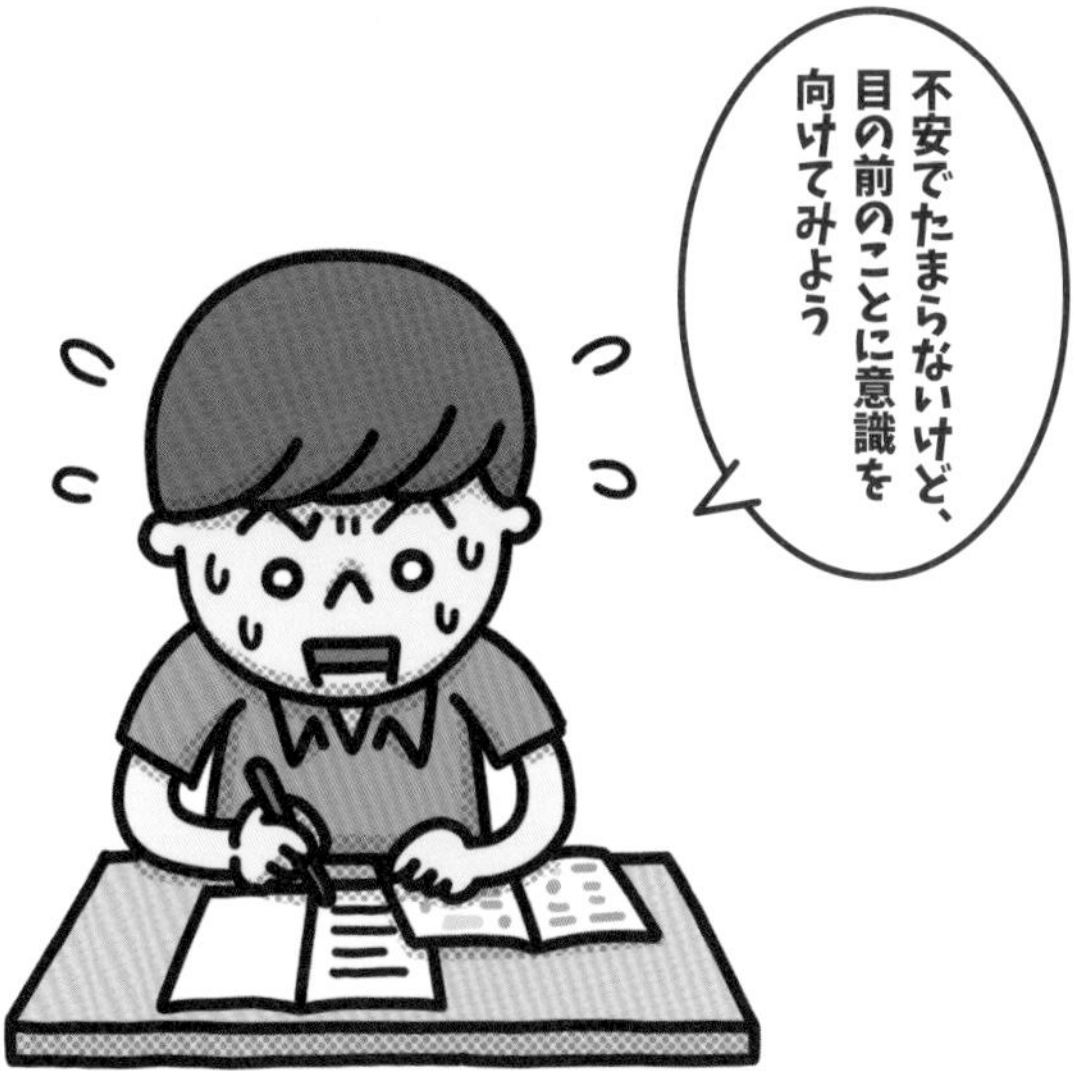
不安でたまらないけど、目の前のことに意識を向けてみよう

今の自分のままで目の前のことに意識を向ける

下痢や便秘への不安があっても、自分自身でやりたいこと、やらなければならないことがあります。それをやっている自分が本来の自分らしい自分です。そこで不安はあるがままにして、今行うべきことに一歩踏み出してみます。その際に、不安を感じる自分はダメだ、不安を感じない自分にならねばと自分を変えたい欲望にとらわれると、目の前のことに意識が向かなくなります。自分を変えることはすぐにはできません。そこで、今の自分のままでやってみよう、と一歩踏み出してみるのです。

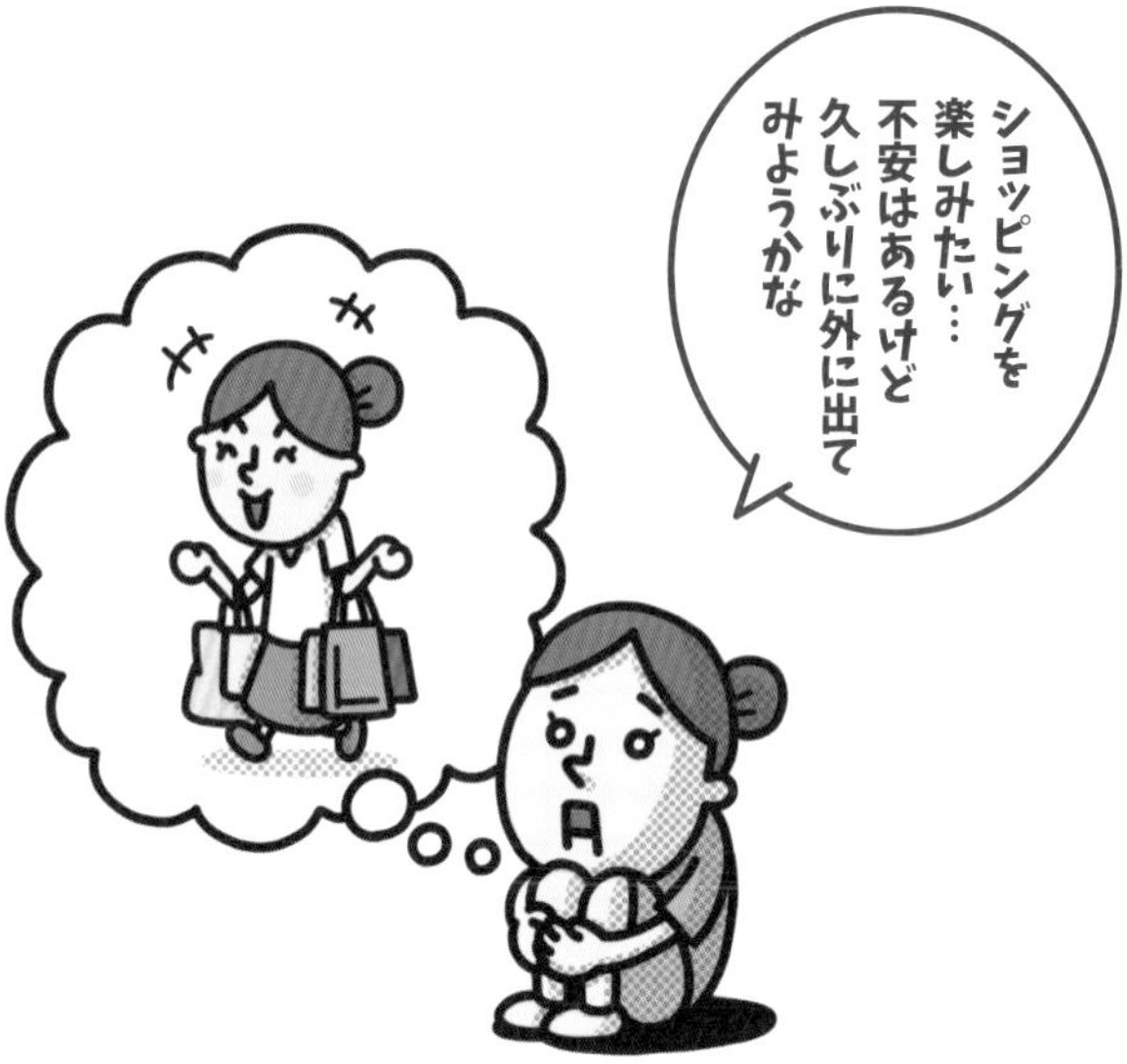
ショッピングを
楽しみたい…
不安はあるけど
久しぶりに外に出て
みようかな

素直な感情を大切にしてやりたいことをやってみる

MORITAでは、今の自分のままでやってみる、感じたままにやってみることに意義があるとします。やってみた結果、うまくいってもいかなくても、それを経験することに意味があり、素直な感情を持つ自分であってよいのです。そうしているうちに、やってみよう、いやそんなことは無駄だ、こんな思いをした、それはおかしい、というような、せっかく自分に生まれた気持ちを否定する〝癖〟が薄れ、今の自分のままやればよい、ということが心に刻み込まれていきます。

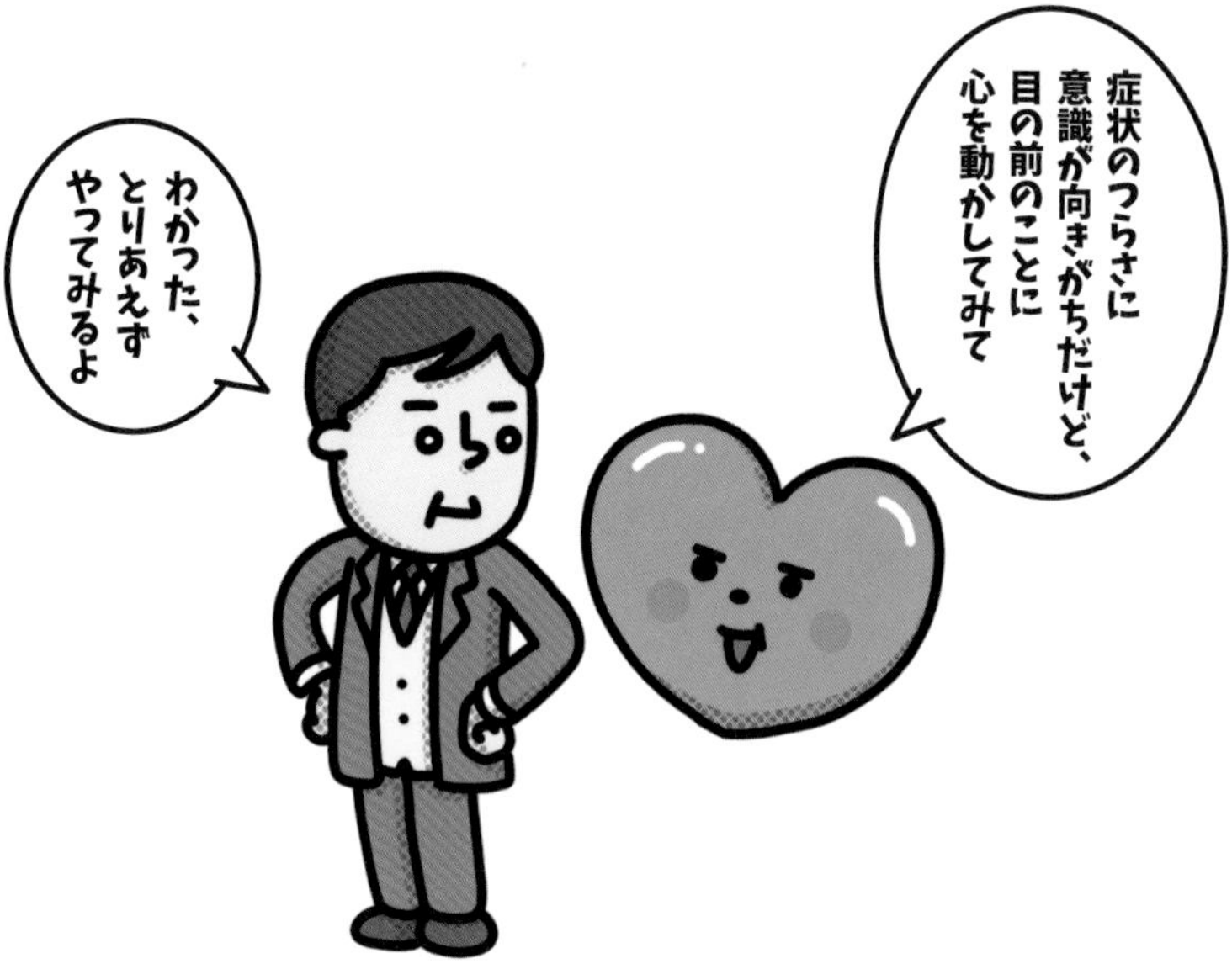
症状のつらさに
意識が向きがちだけど、
目の前のことに
心を動かしてみて
わかった、
とりあえず
やってみるよ

必要なことに目を向ければ心は自然に動いていく

心は動いている、それが心の自然というものです。症状にとらわれて心が立ち止まってしまうと、悩みはどんどん深くなっていき、不安をどうにかしようとするもどうにもならない、というように心の悪循環に陥ってしまうのです。

そのような心が動くにはきっかけが必要です。それは、目の前の必要なことに気持ちを向けて行動することです。いったん踏み出して目の前のことをやっているうちに、集中することへ心が動く一方、自然に心は不安との闘いから離れ、不安はいつの間にか小さくなります。

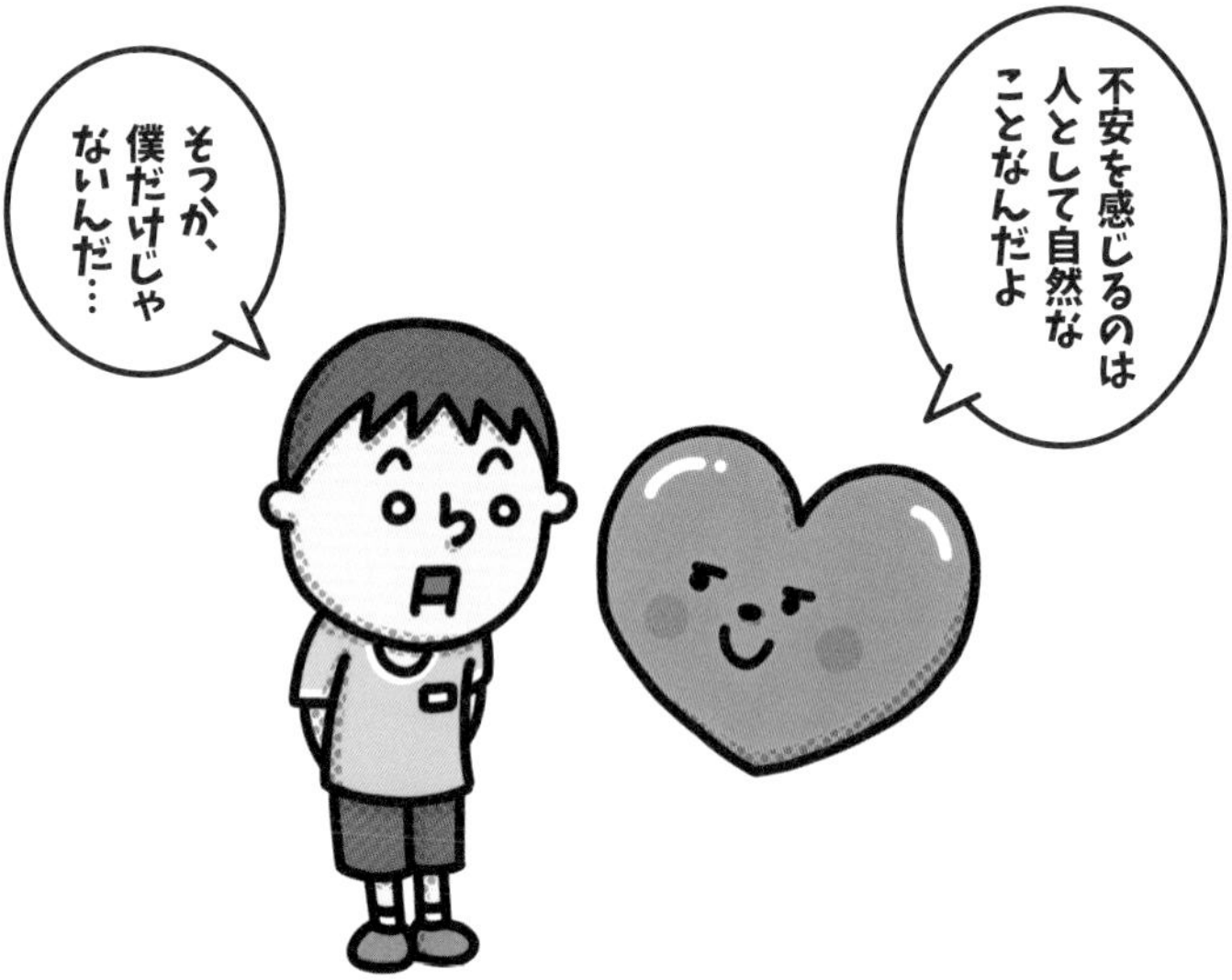

不安を感じるのは
人として自然な
ことなんだよ
そっか、
僕だけじゃ
ないんだ…

よくても悪くても あるがままの自分を受け入れる

人は生活をしていればよいときも悪いときもあり、快も不快も感じ、それが生きている人間としては自然です。一方で都合の悪いところを〝のけ者〟にするのは不自然なことです。そこで下痢や便秘に対する不安を感じる自分を、そのような自分であってよい、とあるがままに受け入れましょう。不安を感じない自分であるべき、ということはとても不自然なことを自分に求めています。不安を感じる自分を丸ごと受け入れて、不安を感じながら、今の自分のままやればよいのです。

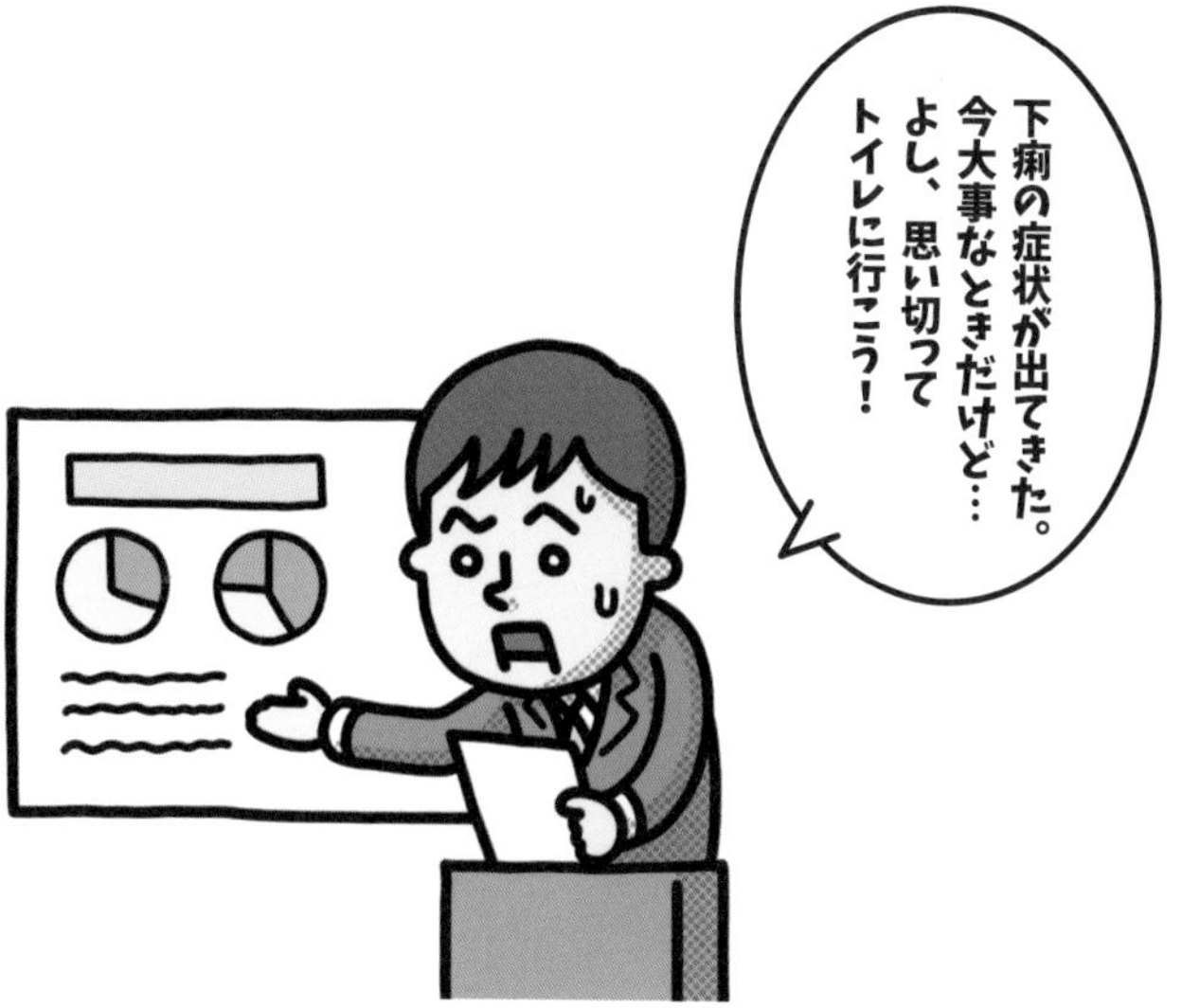
下痢の症状が出てきた。
今大事なときだけど…
よし、思い切って
トイレに行こう！

他人の反応もあるがままに受け入れる

過敏性腸症候群の人は、周りに人がいるときに便意が生じないか、中座してトイレへ行くと変に思われるのではないか、ということを心配します。しかし今便意を感じている、その感覚のまま、失礼しますと席を立つことが自然です。一方、他人の心は自由に決めることはできないため、他人の反応もあるがままに受け入れることが大切です。ああ思われているかもしれない、それも仕方がないと素直な気持ちで受け止めているうちに、他人の前ではこうすべき、と自分を縛る必要がなくなります。

IBS

治療と改善法⑧

リラクセーション療法

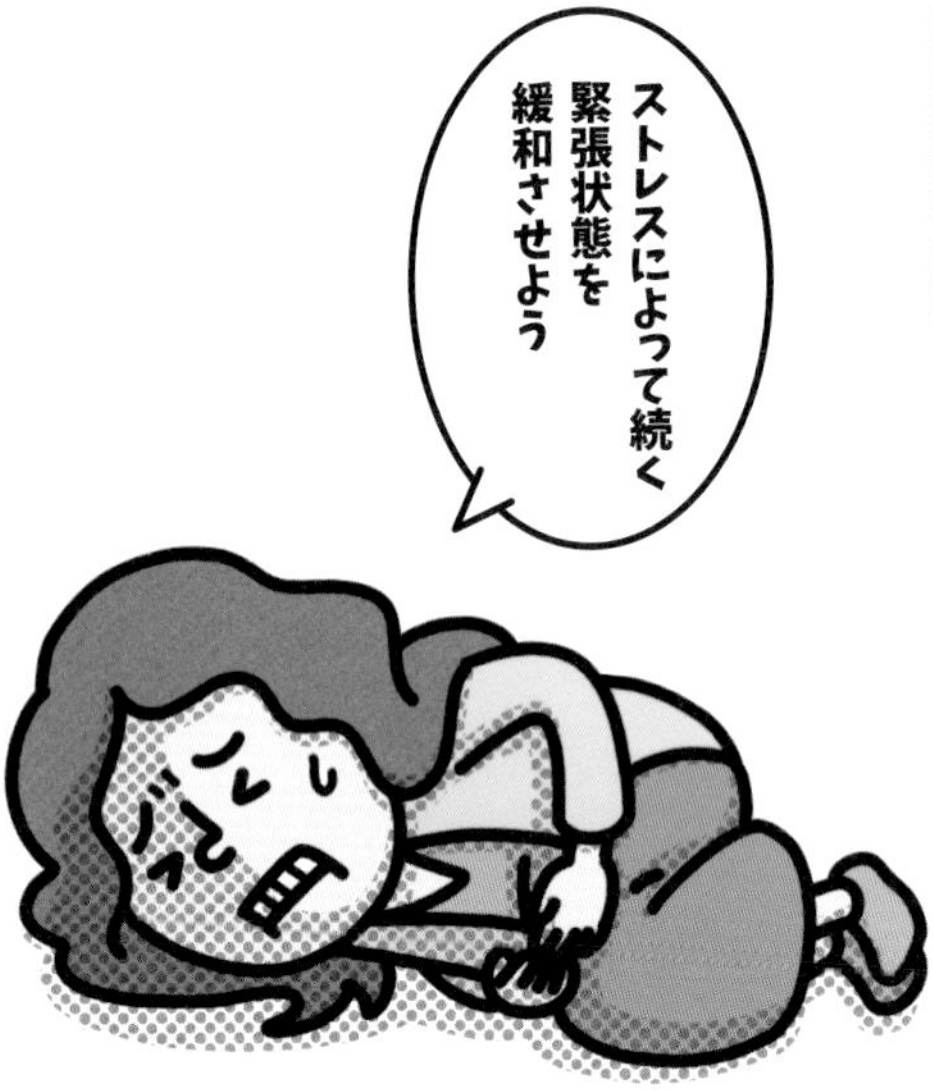
ストレスによって続く
緊張状態を
緩和させよう

症状の改善には リラックスが一番

ストレスが多い日常を過ごしていると自律神経である交感神経の緊張が持続し、心にも体にも力が入りすぎている状態になります。それにより、下痢や便秘、めまいや動悸などいろいろな症状が起こります。そこで、意識的にリラックスして副交感神経モードに切り替え、自律神経のバランスをとることが大切です。

効果 腹式呼吸を意識して習慣にすれば心も体もリラックスする

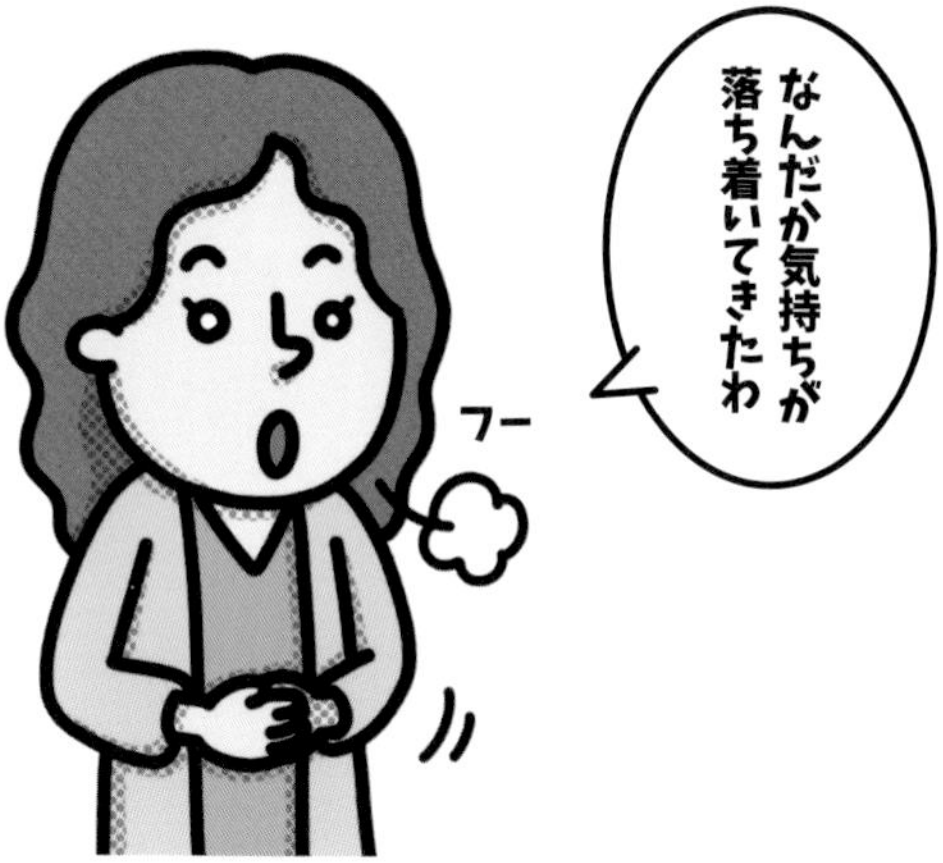

腹式呼吸を行って心身をリラックスさせる

呼吸法には、大きく分けて「腹式呼吸」と「胸式呼吸」の2種類があります。腹式呼吸は、興奮状態で優位になる交感神経を抑え、リラックスすると優位になる副交感神経を刺激します。深くゆったりと息をするためには、おなかで息をする腹式呼吸が適しています。寝る前にゆっくりと10回の腹式呼吸をすることで、心が落ち着き、骨格筋をゆるめられて体もリラックスします。

腹式呼吸でのリラクセーションは、過敏性腸症候群に効果があることが知られています。

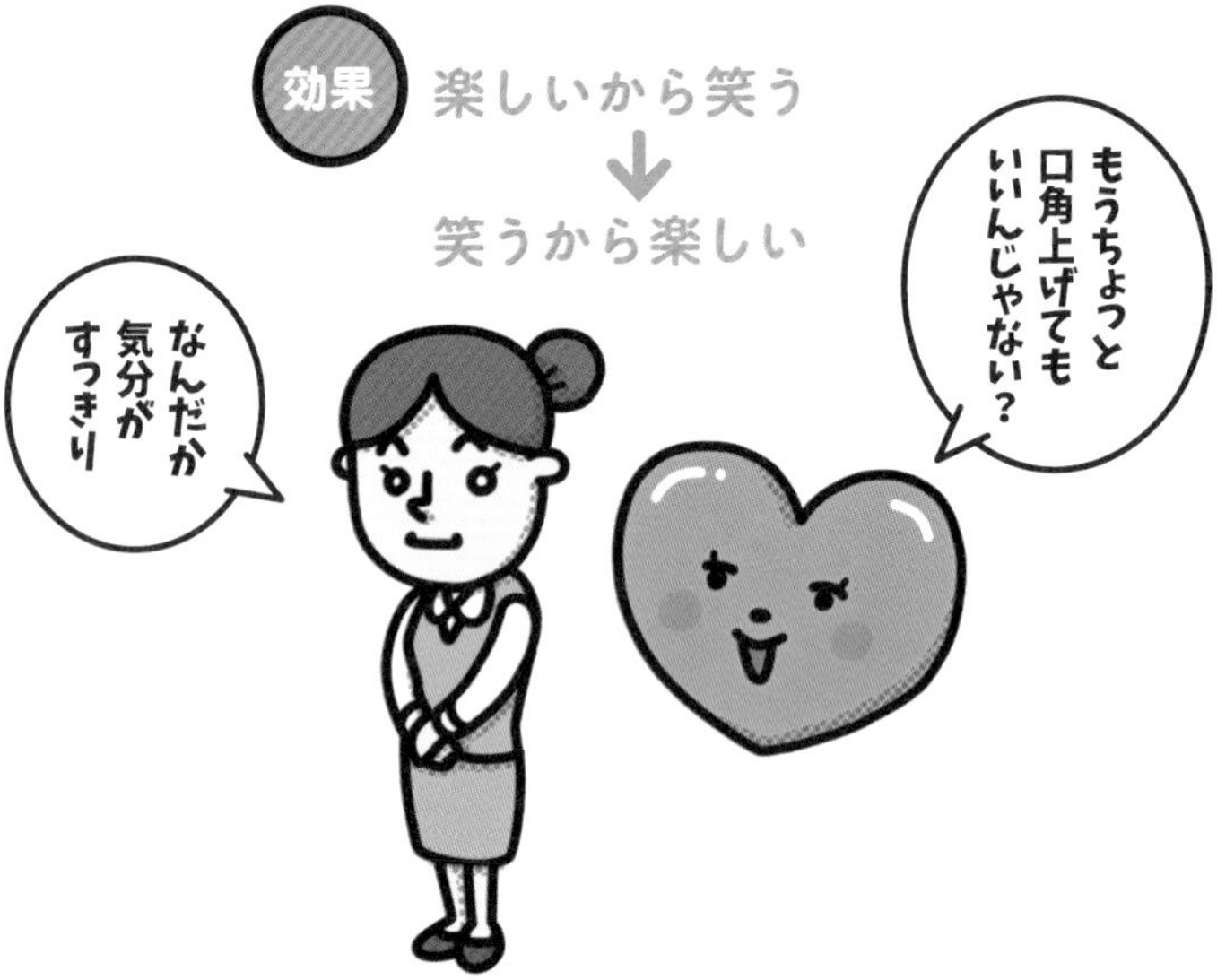
効果
楽しいから笑う
笑うから楽しい
もうちょっと口角上げてもいいんじゃない？
なんだか気分がすっきり

よく笑って心の緊張をほぐすとストレスから解放される

思いっきり笑ったら気分がすっきりしたという体験を持つ人は多いでしょう。笑うことで交感神経の緊張がゆるみ、副交感神経が働き始めることによって体が緊張から解放され、同時に心もリラックスしていきます。笑うと楽しい気分になり、悩みもどこかへ行ってしまいます。人は楽しいときやうれしいときによく笑いますが、笑うような気分ではなくても、笑み運動といって、笑う表情をあえて作ることでもリラックス効果があります。また、笑うと免疫力もアップすることがわかっています。

[漸進的筋弛緩法の手順]

① こぶしや腕など全身の各部分の筋肉を順番に約10秒間力を入れて緊張させる。

↓

② 力を抜いて約15～20秒間、筋肉のゆるんでいく感覚や脱力感に意識を向ける。

↓

③ 全身の各部位ごとに①と②を繰り返し、弛緩した状態を体感する。

漸進的筋弛緩法を用いたリラクセーションを行う

心が緊張すると自然に体にも力が入るように、心の緊張・弛緩は筋肉の緊張・弛緩と連動しています。漸進的筋弛緩法とは、筋肉に力を入れて意識的に緊張させた後に、脱力して弛緩させる動作を繰り返すことで、心のリラックス状態をもたらすというものです。漸進的とは「順を追って」という意味で、まず腕の緊張と弛緩を行い、次に顔、その次に首や肩、そして胸部や腹部、最後に大腿や下肢へと移って、全身の弛緩状態を体験します。それにより心の緊張もゆるんでいくのです。

効果

趣味はストレスを緩和させるだけでなく、暮らしを豊かにするものでもある

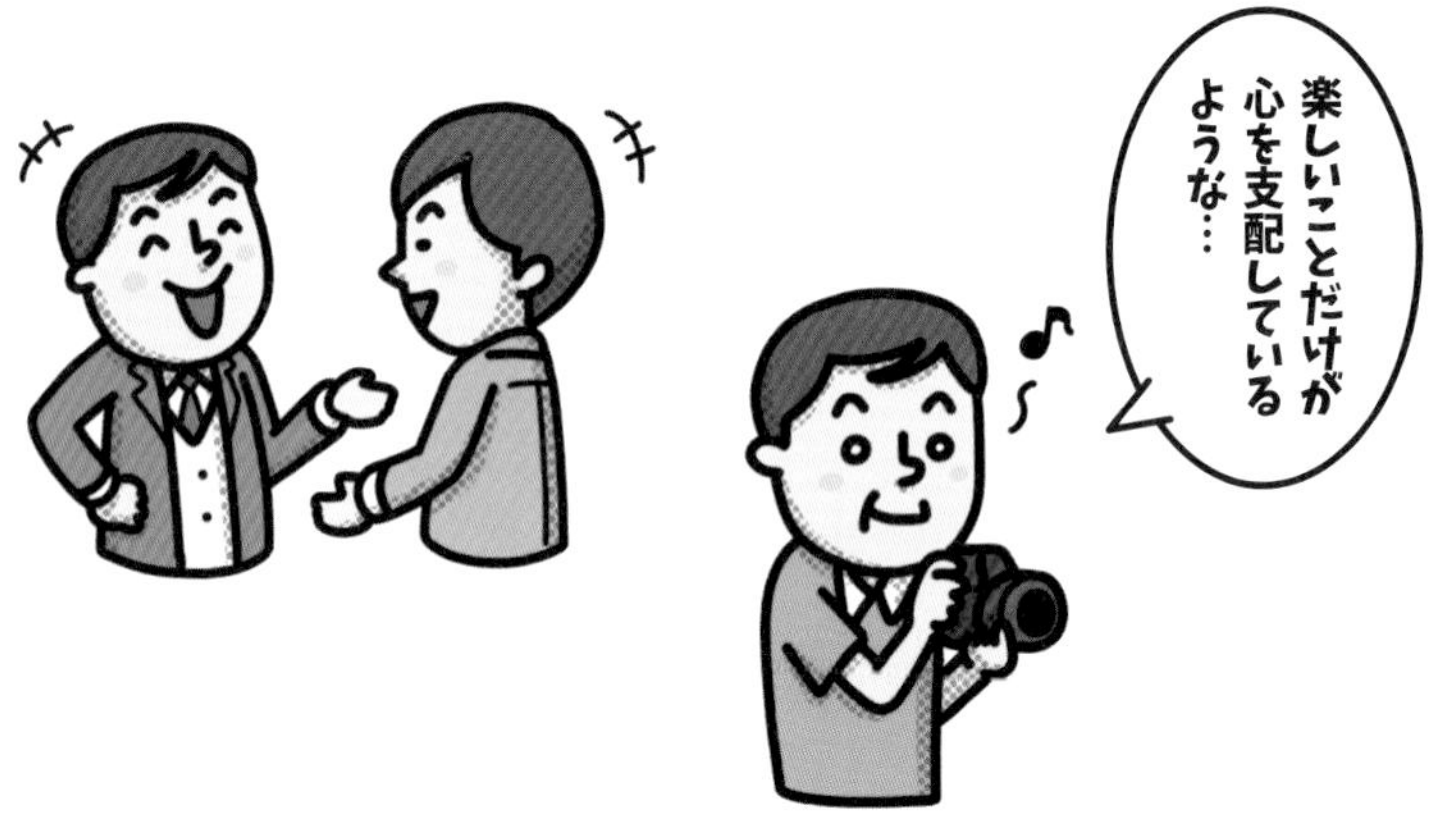
楽しいことだけが心を支配しているような…

楽しめる趣味を持ってストレスから離れる

心から楽しめる趣味を持つ人は、ストレスがあっても自律神経のバランスを上手に保てます。趣味といっても人それぞれですが、自分の好きな時間に自分のペースで楽しめる趣味を持つと、一時的にストレスから離れることができ、自然と気分転換になります。ただし漫然とパソコンでネットを見るようなことは趣味とはいえません。趣味は暇つぶしではなく、自分の時間にどっぷりと浸るものです。楽しい気分でいられる、心が満たされる、というような時間を大切にしましょう。

効果 ヨガで瞑想を深めて、運動不足とストレスを解消させる

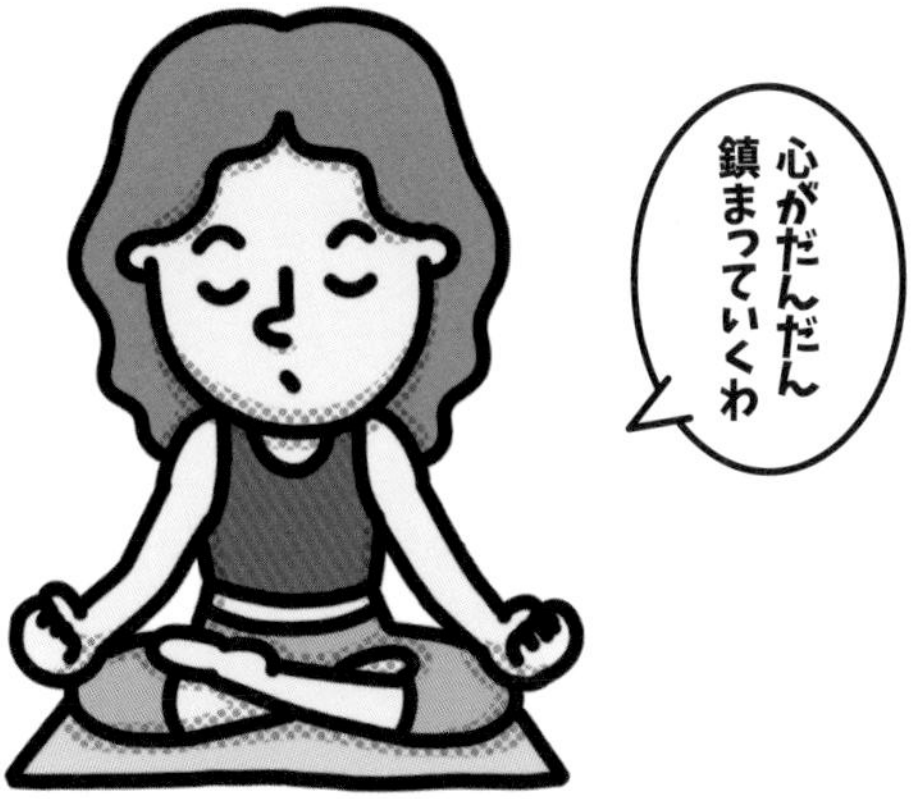

ヨガや瞑想《めいそう》で心身を鍛錬させる

ヨガでは、呼吸を整えながら体を動かすことで瞑想を深めていきます。瞑想とは、物事の受け取り方や見方をやわらかくする心の鍛錬法だといわれています。深く呼吸しながら体を動かして爽快感を得たり、ポーズが上達する喜びを感じたりすることがヨガの効果です。ヨガを通して身につけた瞑想の感覚を日常生活に活かせることもまた大きなメリットとして考えられます。心をリセットするために、まずは体を動かすことで、ストレスに弱くなった心身の鍛錬へとつなげていきましょう。

IBS

治療と改善法⑨

体の調子を整える

運動習慣で症状を軽くし、予防することも意識する

ストレスに負けないおなかにするためには、運動習慣が効果的です。おなかの痛みや張りに悩まされていると運動するのが面倒に感じられるかもしれませんが、少しでもいいので体を動かすことを始めてみてください。症状を軽減させるだけでなく、予防にも役立ちます。健康な体をゴールとして改善を目指しましょう。

[効果的な有酸素運動]

運動	時間
ウォーキング	30～40分
サイクリング	30～40分
軽いジョギング	20分程度
水泳	10分程度

続けるのが難しい場合は
- 帰宅時にひと駅分歩く
- 階段をなるべく使うことを実践する

効果 なわとびは内臓を適度に揺さぶる運動なので、腸の働きをよくする効果が期待できる

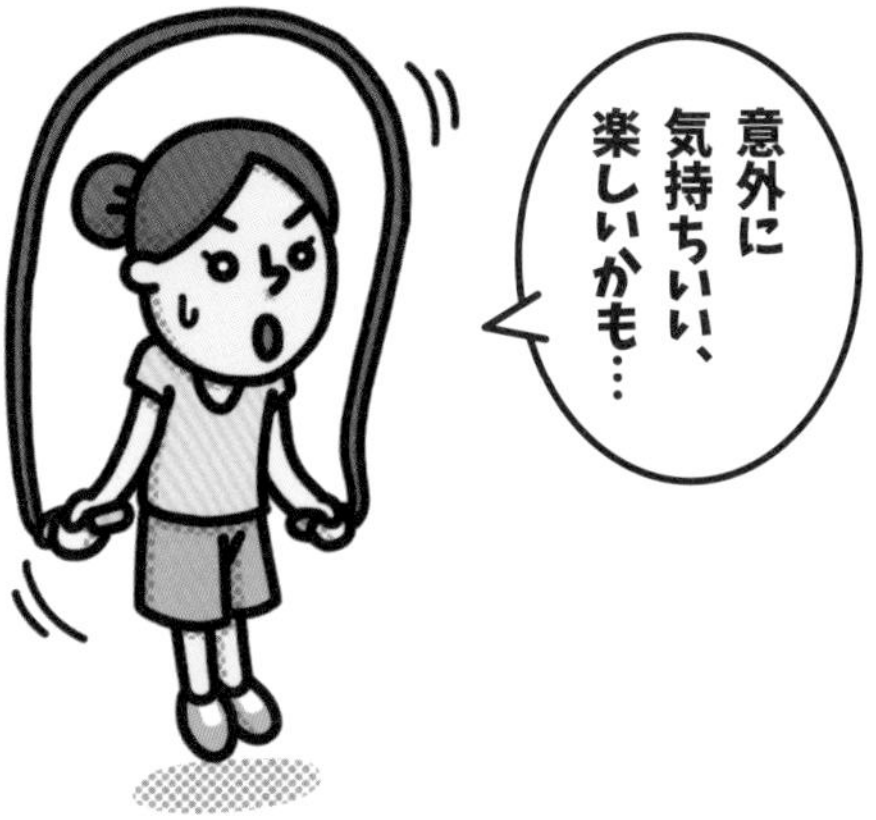

リズミカルな運動で自律神経のバランスを整える

過敏性腸症候群は、ストレスの影響で自律神経のバランスが崩れて症状が悪化することも考えられます。そこで効果的なのが運動です。運動中は交感神経が働き、運動後には副交感神経が働くといったメリハリのある切り替えにより、自律神経のバランスが整います。特になわとびやウォーキングのようなリズミカルな運動は、ストレスの影響を受けた心のバランスをとることに役立ち、ふさぎがちな気分を明るくする効果があります。体調と相談しながら無理をすることなく自分のペースで行ってください。

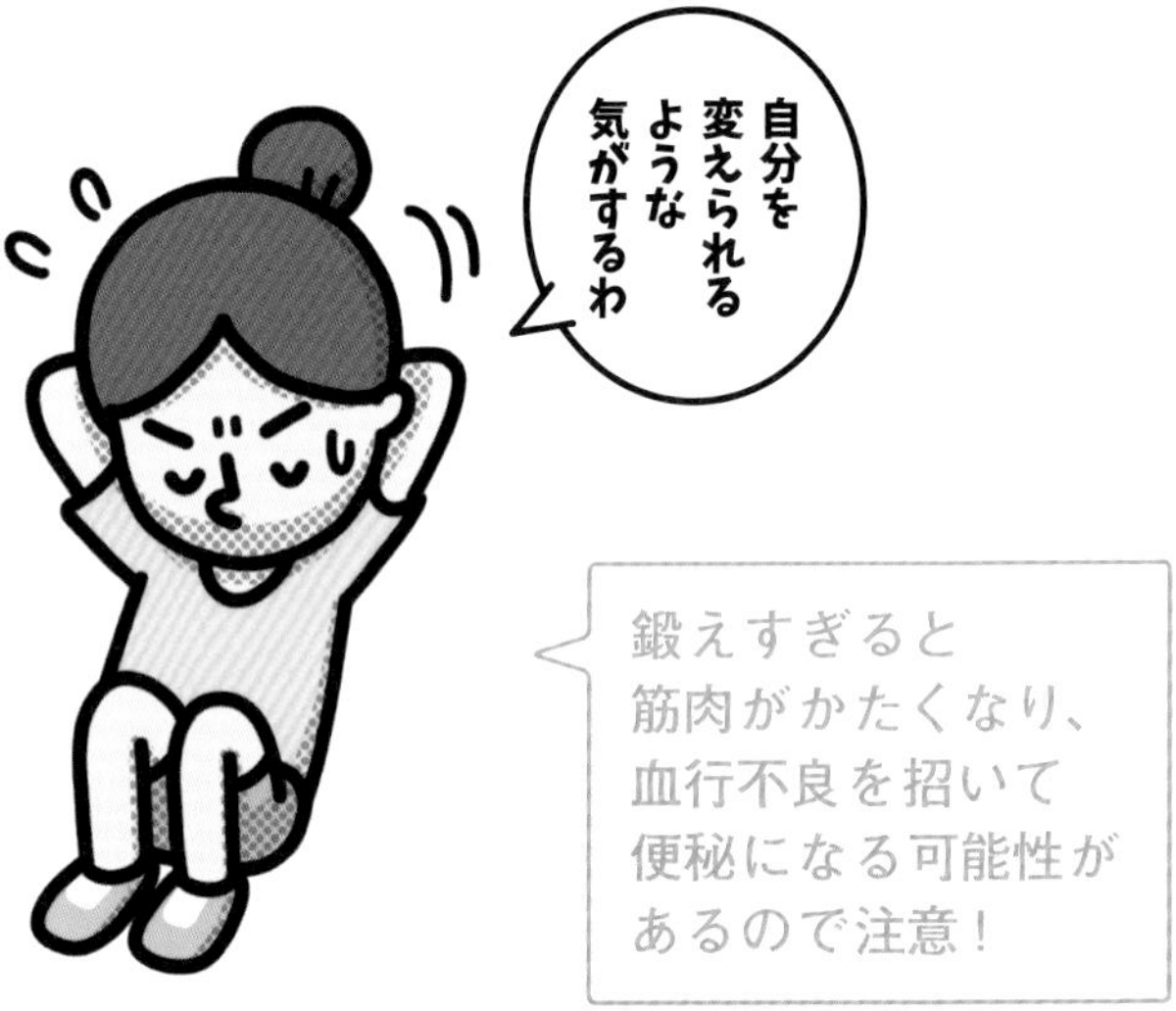
自分を
変えられる
ような
気がするわ
鍛えすぎると
筋肉がかたくなり、
血行不良を招いて
便秘になる可能性が
あるので注意！

適度に腹筋を鍛えて腸の働きを活性化させる

大腸を支える腹筋と、排便には密接な関係があります。拡張と収縮を繰り返す、大腸のぜん動運動により、便は肛門へと運ばれます。しかし腹筋が弱いと、腸のぜん動運動が不十分になり、排便時に必要な肛門に圧力をかける動きも弱くなるので、便秘になりやすくなります。腹筋運動は腹部の血行を促進して腸の働きをよくし、自律神経にも作用して排便を促します。特に女性は男性に比べると筋力が弱い傾向にあるので、日常的に腹筋を軽く鍛えるのがよいでしょう。

[ラジオ体操の効果]

効果①
便秘解消
おなかをひねる動きが多いため、腸が刺激される

効果②
肩こり、腰痛の改善
伸ばす動作で、首や腰の柔軟性が高まる

効果③
むくみ、冷えの解消
全身を動かすことで血行が促進され、老廃物の排出効果が高まる

ラジオ体操で全身にアプローチする

体操は便秘予防や気分転換になり、下痢型や混合型の過敏性腸症候群にも効果的です。特にラジオやテレビで行っている体操はほぼ全身を使うもので、短時間でできるので続けやすいです。ラジオ体操は体に負荷がかからないにもかかわらず、有酸素運動であるとともに筋トレや柔軟運動でもあるため、最適な運動といわれています。身体をひねったり、ねじったりする動作が含まれており、この動きが腸を活性化させることに役立つのです。ぜひ日常に取り入れてみてください。

過敏性腸症候群

あるある

ガス編

あなただけじゃない！　意外といる、
過敏性腸症候群に悩む人たちの心の叫びを聞いてみよう。

＼あるある！／

おならが出る頻度が異常。ひどいときは3分おきぐらいで出る。

＼あるある！／

おならがしたくなったら誰もいない場所に行って人知れずする。しかし間に合わないときもある。

＼あるある！／

くさいのだろうけど、嗅ぎすぎて臭いを感じなくなっている。

＼あるある！／

周りの視線が怖い。音と臭いに気付かれたらどうしようと常に思っている。

＼あるある！／

いつもおなかにガスがたまっているような感覚で苦しい。

巻末企画

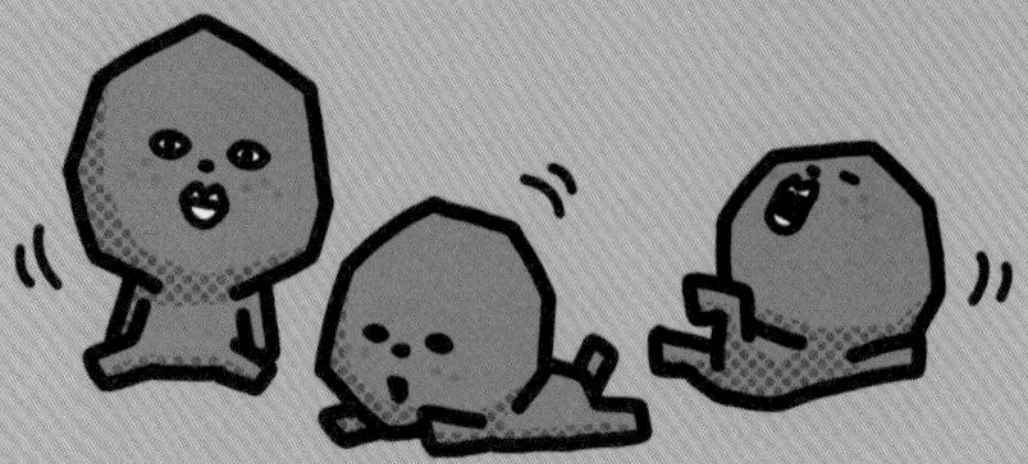

間違いやすい病気

おなかの不調が日常的になると、その症状に慣れてしまうこともあります。しかし、以前は過敏性腸症候群だと診断されていても、新たな病気が発生しているかもしれません。ここでは、特に見過ごしてしまいがちな病気を取り上げます。

間違いやすい病気

大腸《だいちょう》がん

腸《ちょう》の疾患《しっかん》

慢性《まんせい》機能性腹痛《きのうせいふくつう》

乳糖不耐症《にゅうとうふたいしょう》

大腸憩室症《だいちょうけいしつしょう》

機能性《きのうせい》消化不良症《しょうかふりょうしょう》

もしかすると過敏性腸症候群じゃないかも

過敏性腸症候群の目立った症状として、便通異常や腹痛などがあげられます。ただ、このような症状は消化器以外の疾患でも起こるため、専門医の意見を聞くことが大切です。過敏性腸症候群でなくとも、便通の異常や腹部の症状には重篤な病が隠れている場合があるために要注意です。ここでは、過敏性腸症候群と間違いやすい主な疾病《しっぺい》を見ていきます。

乳《にゅう》糖《とう》不《ふ》耐《たい》症《しょう》

乳糖が分解されず消化不良になる

乳糖不耐症は、牛乳などの乳製品に含まれる乳糖が体内で分解されないことが主な原因で起こります。冷たい牛乳を飲むと、下痢をしたりおなかがゴロゴロしたりする症状がみられます。体質的に乳糖を分解する酵素の不足があげられますが、牛乳を飲む際に温めたり、料理などに少量ずつ加えたりすることで症状を改善することは可能です。また、消化不良などが原因で下痢をしたことをきっかけに、それまで平気だった乳製品に腸が敏感になって発症することもあります。

[避けるべき食品]

NG食品 ① 牛乳

NG食品 ② パン

NG食品 ③ 乳製品(チーズ、ヨーグルトなど)

NG食品 ④ アイスクリーム

NG食品 ⑤ チョコレート

大《だい》腸《ちょう》がん

［ステージ5年生存率］

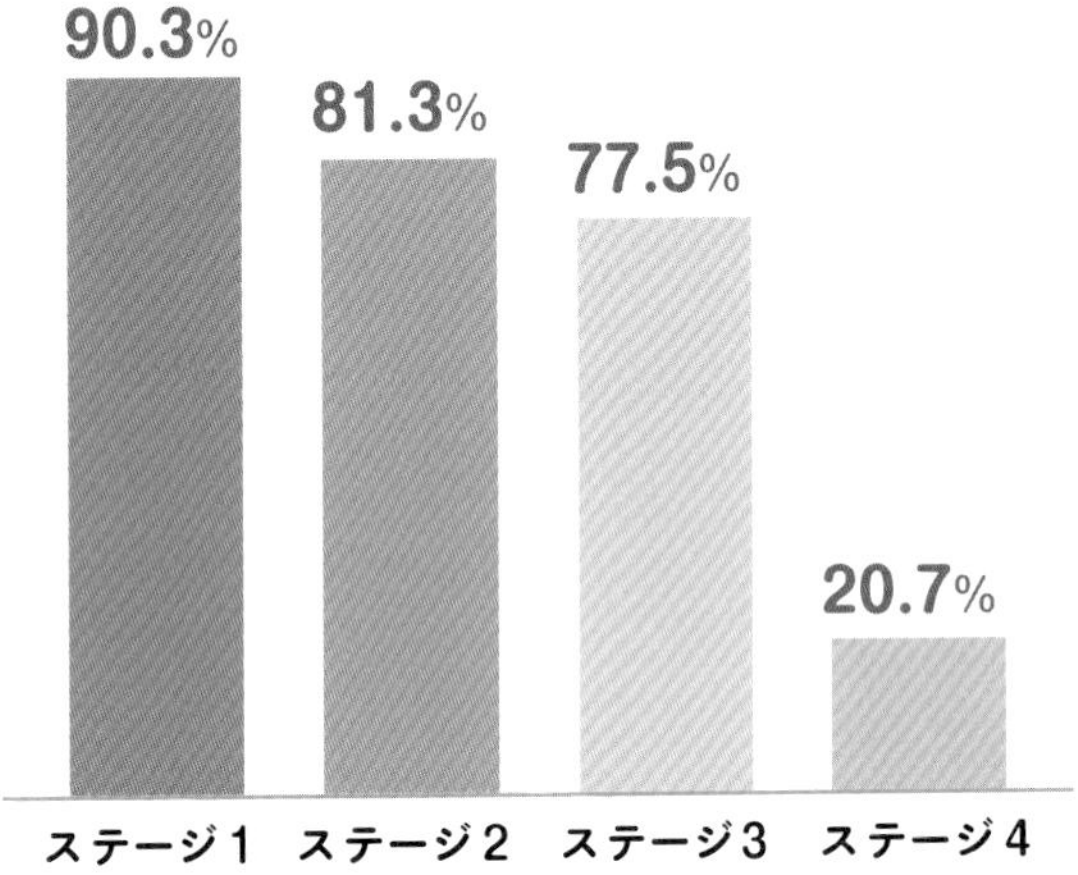

出典：国立がん研究センター「がんの統計 '18」

鈍い腹痛や腹部の不快感
下痢や便秘の症状がある

大腸がんは、大腸の一番内側にある粘膜に発生するがんです。発生する場所によって、大まかに結腸がんと直腸がんに分けられます。症状が出にくいため、人間ドックなどの検査で見つかる例が少なくありません。鈍い腹痛や腹部の不快感、便通の異常、血が混じった便（血便）などが重要なサインです。がんやポリープが便の通り道にできると便が通りにくくなり、便秘がちになってしまいます。あるいは、下痢が続いたり、下痢と便秘を繰り返したりすることも少なくありません。

大《だい》腸《ちょう》憩《けい》室《しつ》症《しょう》

[腸の様子]

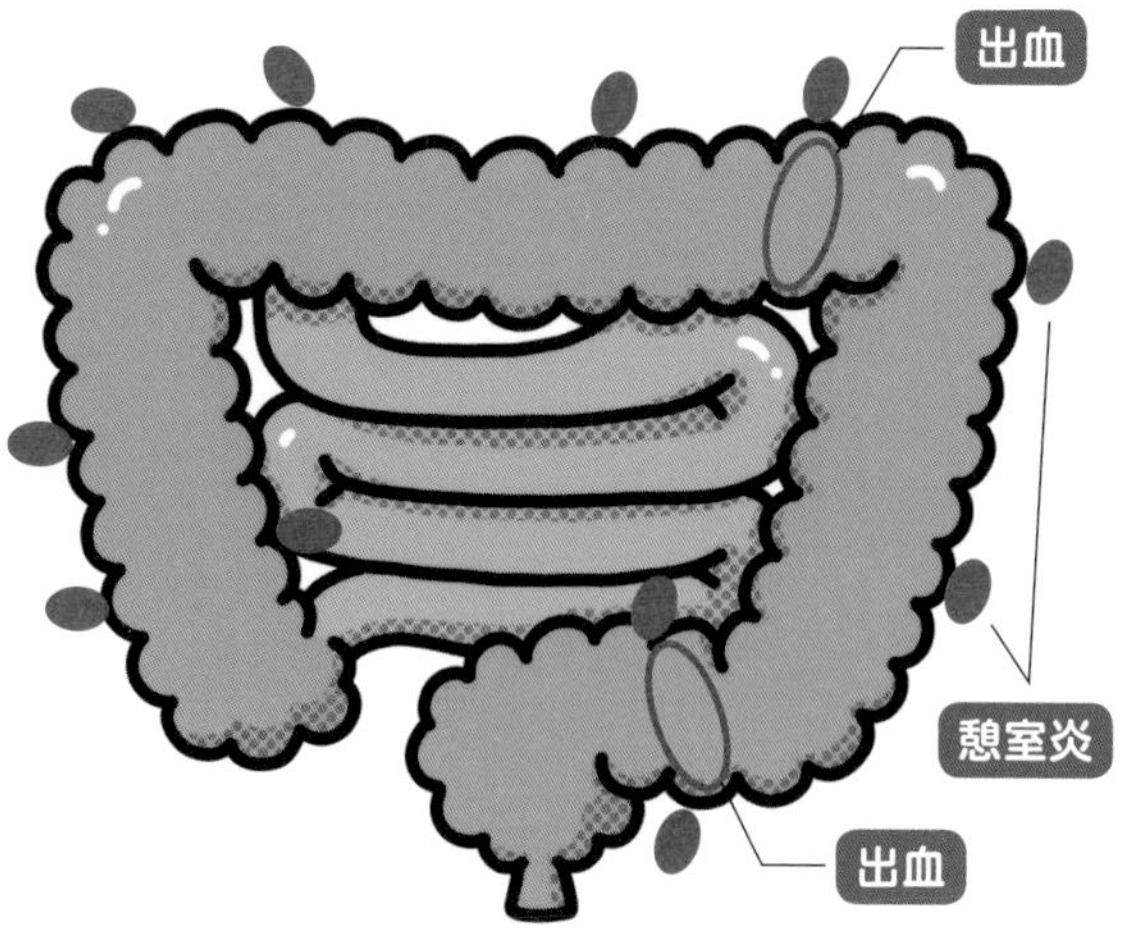

自覚症状が過敏性腸症候群の症状と似ている場合がある

大腸憩室症は大腸の壁の弱い部分が袋状に突出する病気で、ひとつではなく複数みられることもあります。自覚症状がないことが多く、大腸内視鏡検査でたまたま見つかることが多いです。腹痛や腹部膨満感、下痢や便秘のように過敏性腸症候群と症状が似ているので見逃しやすい病気です。また、憩室が炎症を起こすと発熱や強い腹痛、出血などがみられ、穿孔する危険性があります。大腸憩室症には食物繊維の少ない食生活が関係しているといわれ、食の欧米化から日本人の患者も増加しています。

腸《ちょう》の疾《しっ》患《かん》

炎症性	**【代表的な病気】** 感染性腸炎、薬物性腸炎、 潰瘍性大腸炎、クローン病 **【症状】** 下痢、血便、腹痛
機能性	**【代表的な病気】** 過敏性腸症候群 **【症状】** 下痢、便秘、腹痛や腹部の不快感
腫瘍性	**【代表的な病気】** 大腸がん、大腸ポリープ **【症状】** 早期では肉眼でわからないくらいの出血

便に血が混じり、大腸がんの可能性もある

腸の疾患は、大きく3つのタイプに分けられます。1つ目は炎症性腸疾患で、小腸や大腸の消化器官に炎症や潰瘍、ただれを引き起こす疾患です。潰瘍性大腸炎とクローン病が代表的です。2つ目は機能性腸疾患です。小腸や大腸に異常はみられないにもかかわらず、下痢や便秘などの便通異常や腹痛、腹部の不快感や残便感などが出ます。過敏性腸症候群はこれに当てはまります。3つ目は、腫瘍性腸疾患です。ポリープができる大腸ポリープや、腫瘍性の中でも悪性のものは大腸がんです。

機《き》能《のう》性《せい》消《しょう》化《か》不《ふ》良《りょう》症《しょう》

[主な症状]

胸やけ	嘔吐
げっぷ	食欲不振
腹部膨満感	胃もたれ
悪心	上腹部痛

胃の機能が低下 細菌感染が引き金になる場合も

機能性消化不良症とは、機能性ディスペプシアとも称される疾病です。ディスペプシアとは、胃もたれやみぞおちの痛みなどの不快な腹部の症状を指す医学用語です。主に上腹部にあらわれる症状のことで、内視鏡検査などで、消化性潰瘍、逆流性食道炎、悪性腫瘍などの異常はみられないものの、胃の機能が低下している状態です。サルモネラ菌などが引き起こす感染性胃腸炎にかかった後、胃腸の機能が低下し機能性消化不良症になることも少なくありません。過敏性腸症候群を合併することもあります。

慢《まん》性《せい》機《き》能《のう》性《せい》腹《ふく》痛《つう》

ストレスが原因で発症
腹痛が数か月にわたる

腹痛には、胃腸炎など内臓系の疾患や外科的疾患などによるものと、明らかな原因が見当たらない機能性腹痛があります。機能性腹痛の多くはストレスや不安が原因で起こります。腹痛のほか、倦怠感や頭痛、全身の痛みなどの症状があることも少なくありません。腹部の症状が主で、便通の異常がみられることはほぼありません。

慢性機能性腹痛は数か月以上にわたり続きます。最新の調査では、慢性機能性腹痛は成人の2％以上にみられ、その多くは女性です。

[腹痛になる流れ]

ストレス・疲労
↓
自律神経の乱れ
↓
胃腸の働きの異常

病気の合併を見逃さない

過敏性腸症候群の治療中は体調の変化に注意を

［ 症状の異変 ］

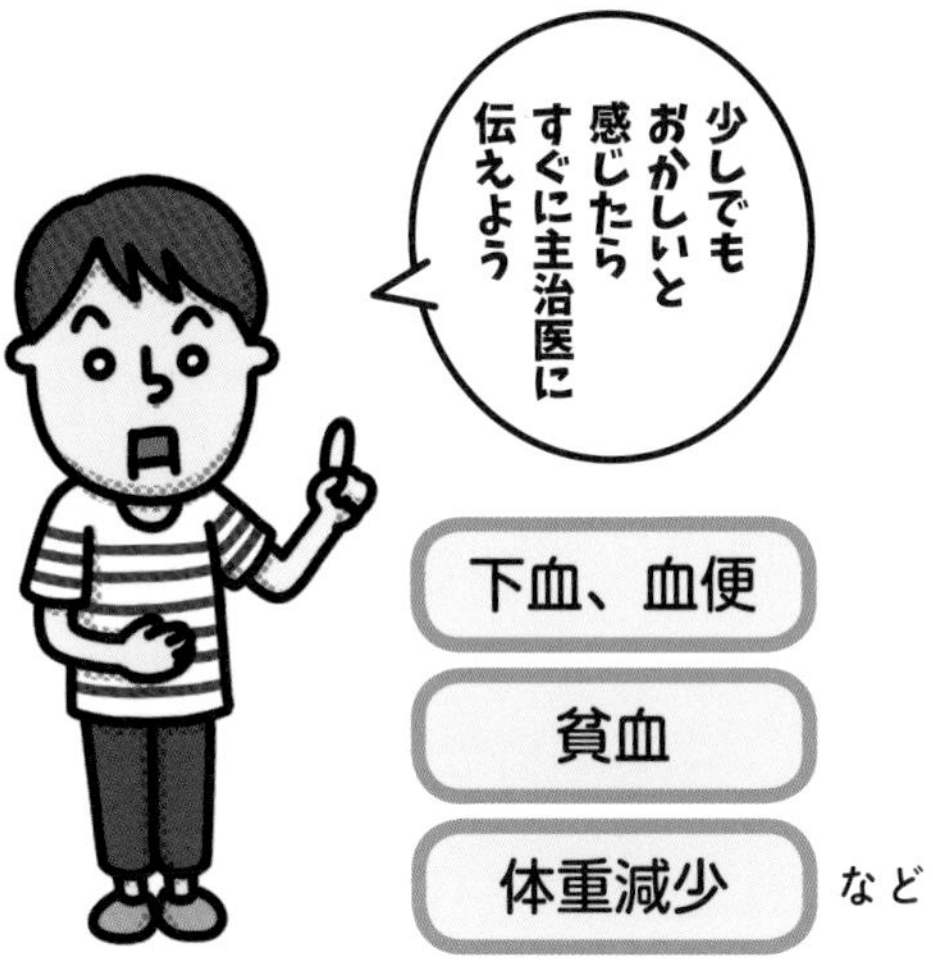
少しでもおかしいと感じたらすぐに主治医に伝えよう
下血、血便
貧血
体重減少
など

過敏性腸症候群の治療を続けているときに、便に血が混じる、腹痛の場所が変わったなどといった、普段とは異なる症状がみられたときには注意が必要です。「症状の変化はストレスが増えたから」と決めつけると、大腸がんなどの病気を見逃してしまうかもしれません。ほかの病気の合併の可能性があることも頭の片隅に置き、異変は必ず主治医に報告しましょう。

＼あなたはどのタイプ？／

症状とストレスタイプコンビネーション

症状タイプ

下痢型

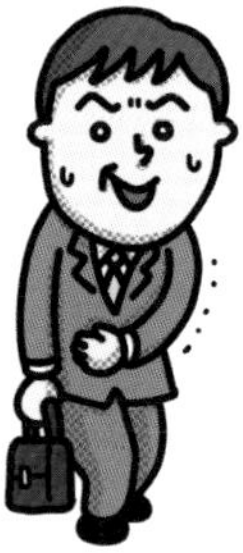

P30～P43

便秘型

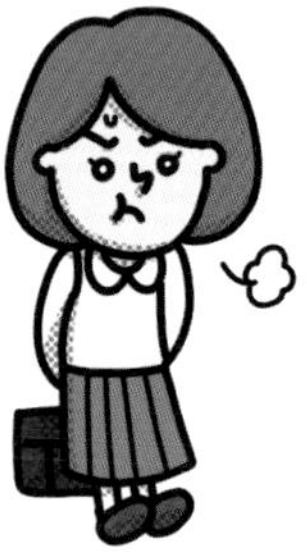

P44～P47

混合型

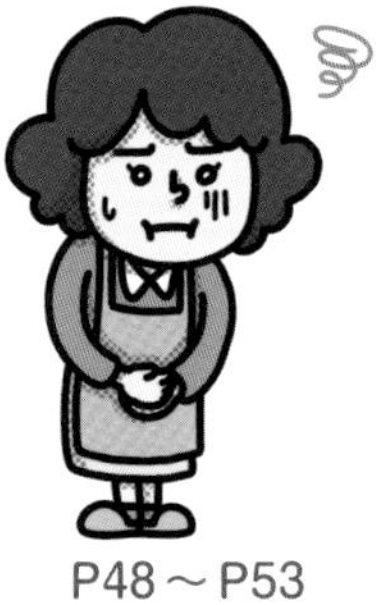

P48～P53

ガス型

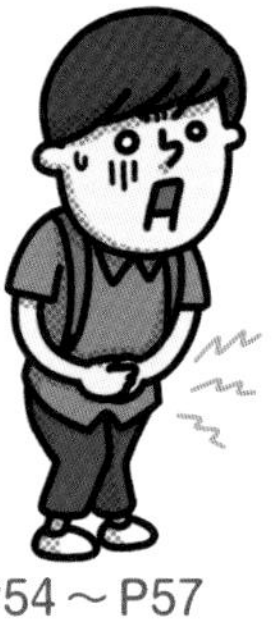

P54～P57

ストレスタイプ

不安・緊張型

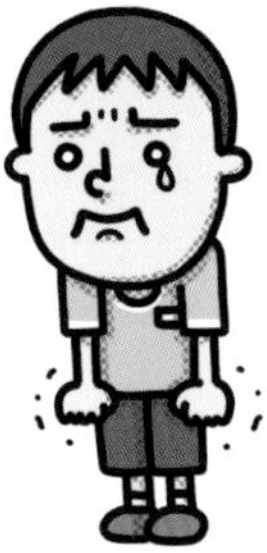

P66～P69

過剰適応型

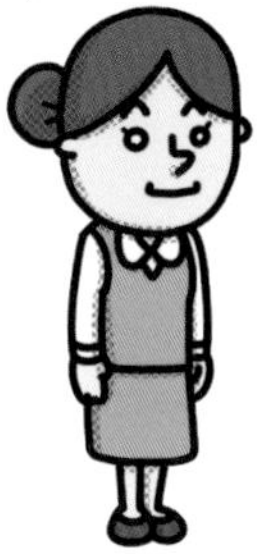

P70～P73

抑うつ型

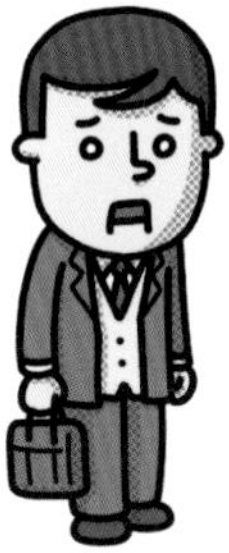

P74～P77

あなたは

症状タイプ **ストレスタイプ**

＿＿＿＿＿＿ の ＿＿＿＿＿＿

うんこたちの苦悩

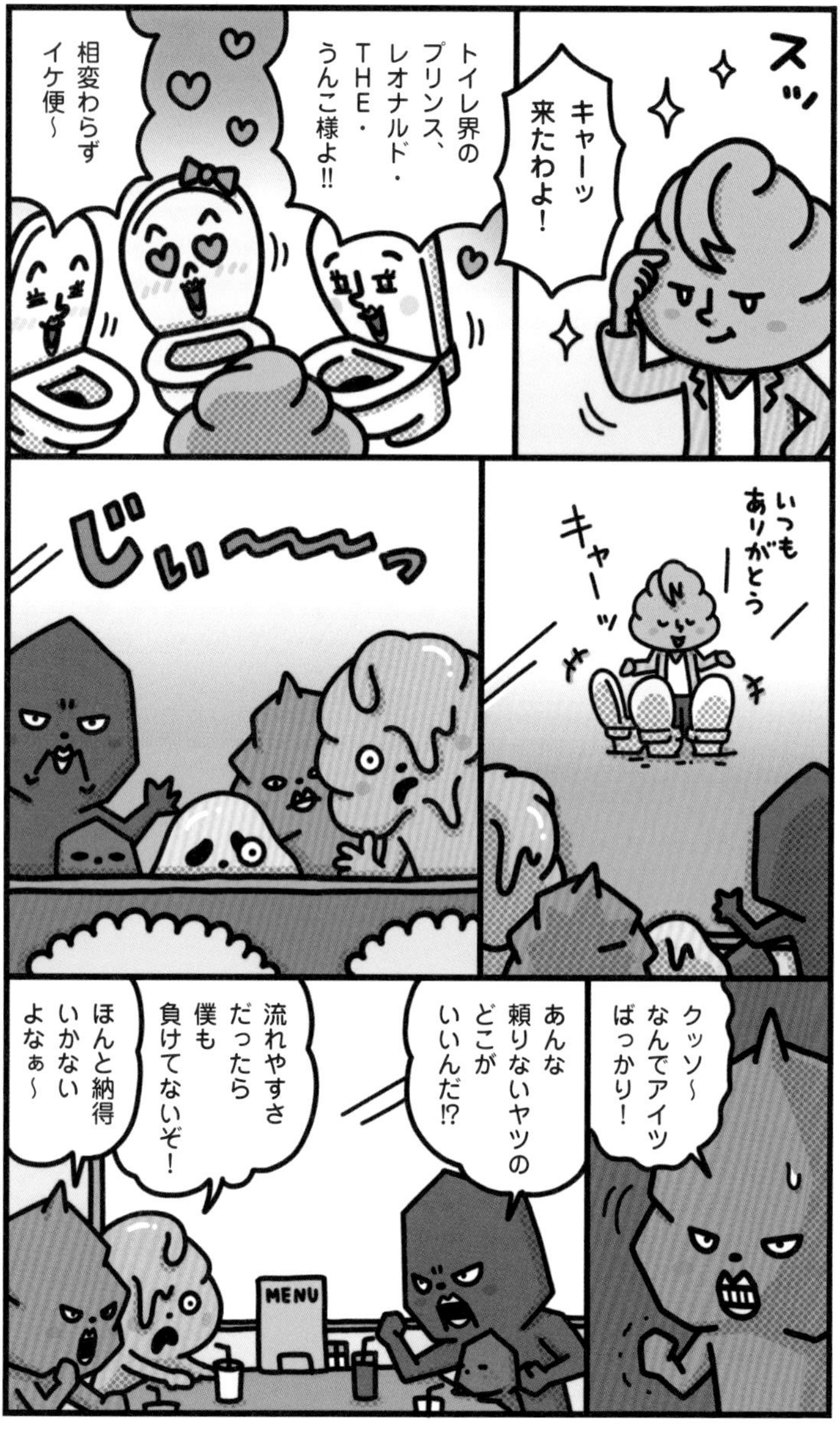
スッ
キャーッ来たわよ！
トイレ界のプリンス、レオナルド・THE・うんこ様よ!!
相変わらずイケ便〜
いつもありがとう
キャーッ
じぃ〜〜〜っ
クッソ〜なんでアイツばっかり！
あんな頼りないヤツのどこがいいんだ!?
流れやすさだったら僕も負けてないぞ！
ほんと納得いかないよなぁ〜
MENU

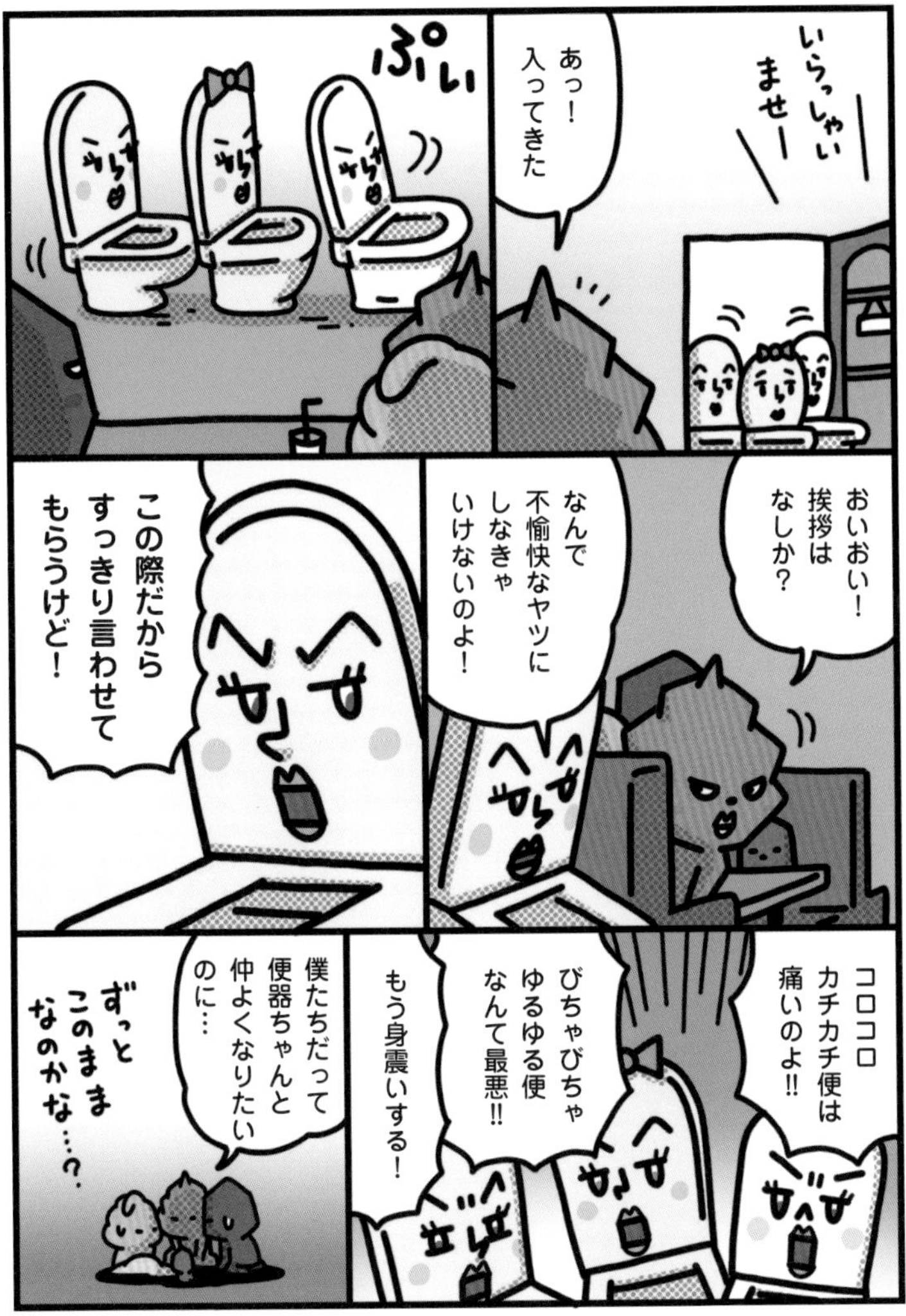
いらっしゃいませー
あっ！入ってきた
ぷい
おいおい！挨拶はなしか？
なんで不愉快なヤツにしなきゃいけないのよ！
この際だからすっきり言わせてもらうけど！
コロコロカチカチ便は痛いのよ!!
びちゃびちゃゆるゆる便なんて最悪!!
もう身震いする！
僕たちだって便器ちゃんと仲よくなりたいのに…
ずっとこのままなのかな…？

多種多様が受け入れられないこの世界
悩みを抱えるうんこたちは今日も行く

〔議題〕

これからのうんこ

会議中

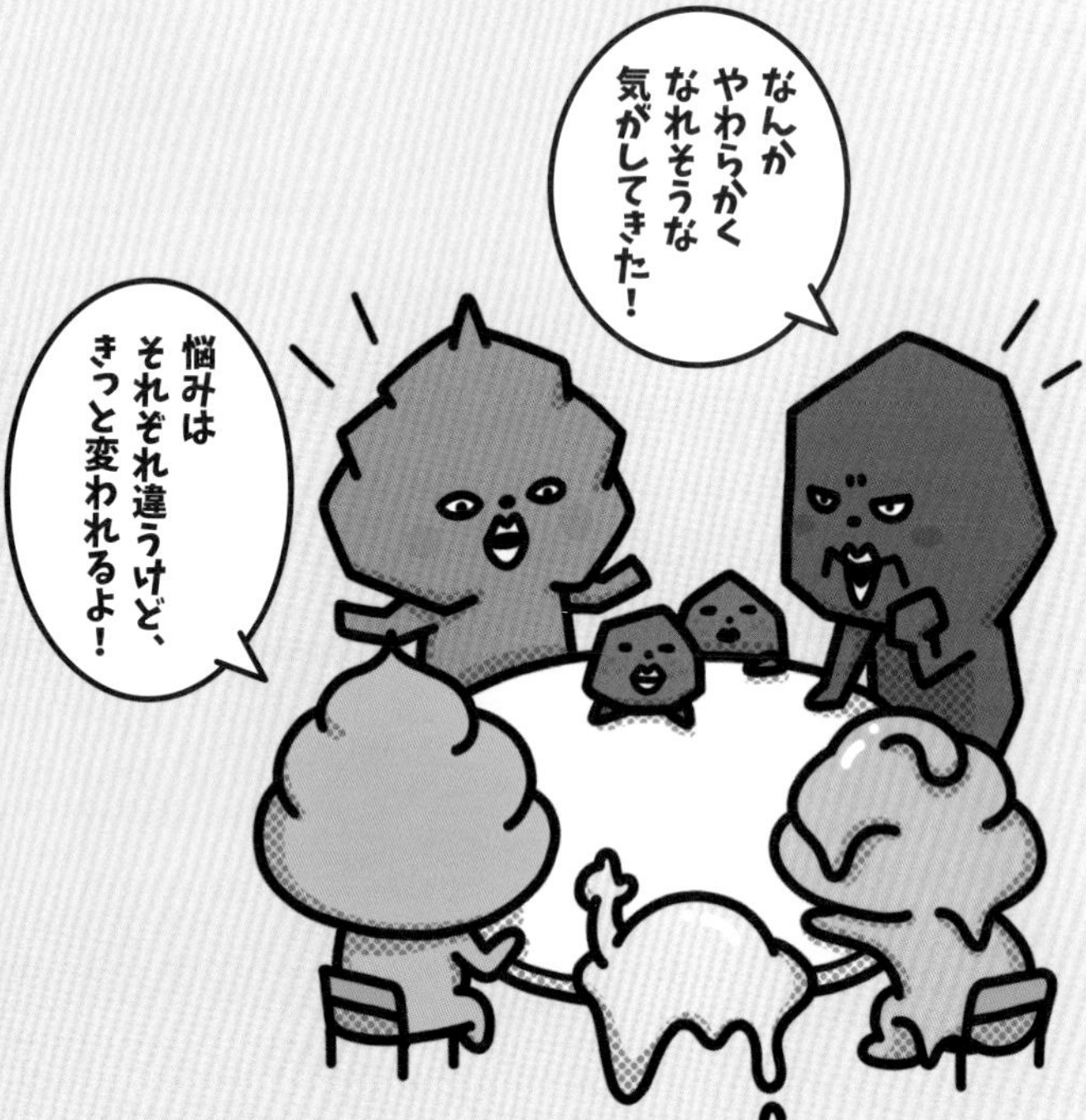
なんかやわらかくなれそうな気がしてきた！
悩みはそれぞれ違うけど、きっと変われるよ！

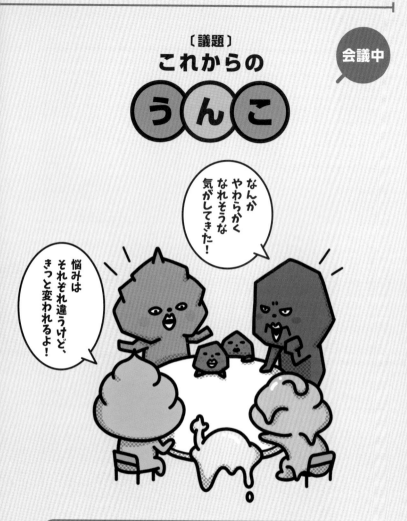

それぞれに見えてきた希望の光

自分たちがどのような経緯で排せつされているかを学んだうんこたち。自分たちの持ち主の苦悩も理解したようだ。ストレスの原因を探って少しずつ改善していけば、普通便になるのも夢じゃない！ただ、その夢を実現させるのはうんこの持ち主。うんこの願いをかなえることが、自身の苦痛を和らげることになるのだ。

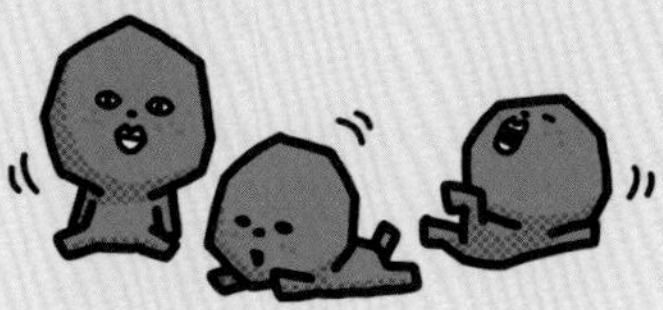

コロコロ便
便秘で苦しいのに出してくれてありがとう。水分を適度にとっていつかみんながひとつになれたらいいな。

かたい便
すまない、つらさに気付いちゃいなかった。これからはあんた自身が強くなることを願ってるぜ。

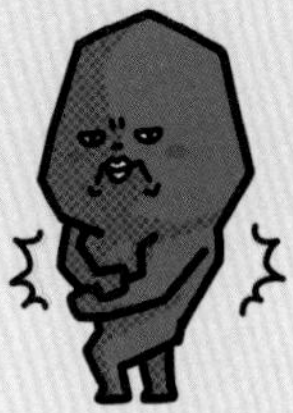

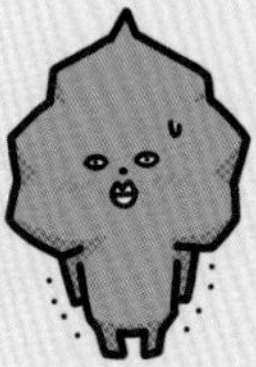

ややかたい便
僕がピキピキ神経質なのは、君の気苦労が影響していたんだね。どうかリラックスしてほしいな。

やややわらかい便
今はシワがあるけど、健康になったらあなたと私、一緒にツヤツヤになれるのよ！ その日が待ち遠しいね。

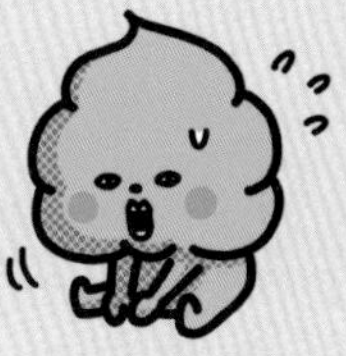

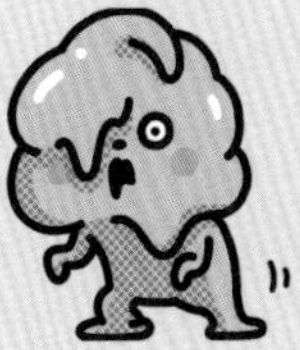

泥状便
ごめんね、僕の粘着気質が君を困らせているんだ。トイレットペーパーでお尻をちゃんと拭ってね。

水様便
腹痛で苦しませてごめんね。あなたが自信を持つことで、私の姿も変わるはず。楽しみにしているよ！

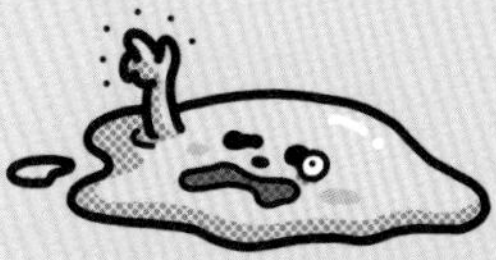

トイレに〝ストレス〟を流して

症状は人それぞれ、悩みも人それぞれ。
人と比べる必要はなく
改善法もまたそれぞれ。

自分なりに少しずつ

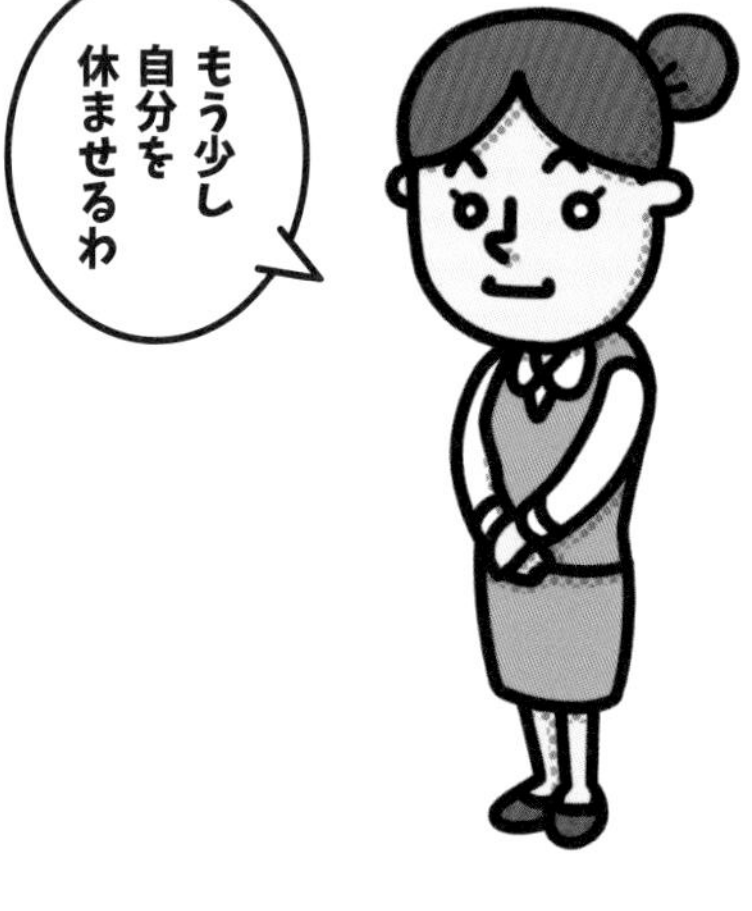

ストレスと向き合って

苦しみと一緒にトイレに流してしまおう。

そんなイメージをするだけでも十分。

前向きにひたむきに

過ごしやすい体を目指してみよう。

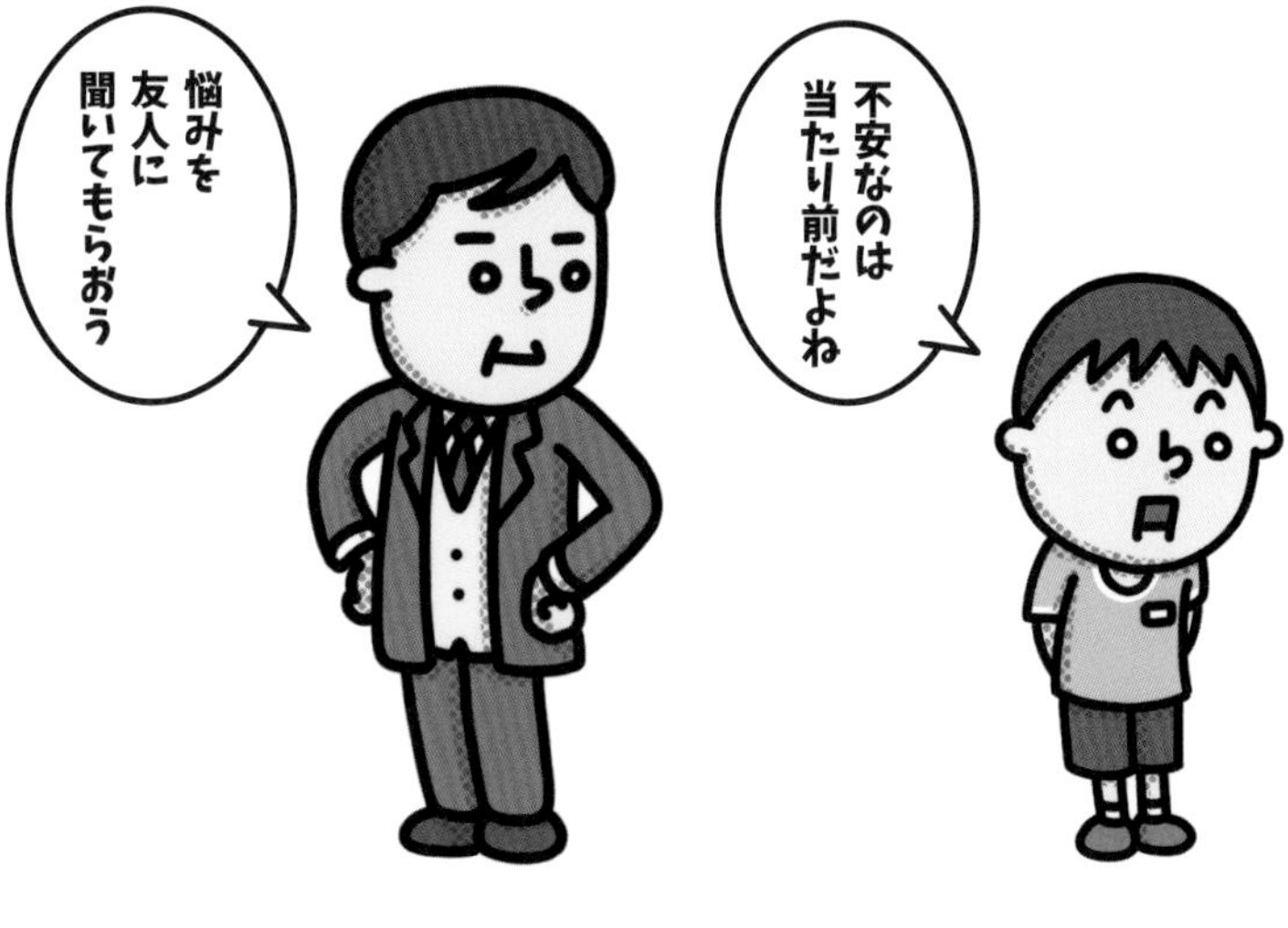
不安なのは当たり前だよね
悩みを友人に聞いてもらおう

監修 **伊藤 克人**（いとう かつひと）

1980年筑波大学医学専門学群卒業。東京大学医学部附属病院分院心療内科を経て1986年より東急病院に勤務。専門は心身医学、森田療法（『MORITA』）。産業医学（労働衛生コンサルタント）で、職場のメンタルヘルスに造詣が深い。著書『最新版 過敏性腸症候群の治し方がわかる本』（主婦と生活社）など多数。

制作

企画・編集　市道詩帆、若狭和明（スタジオポルト）
　　　　　　岡本弘美
デザイン　山田素子、関根千晴（スタジオダンク）
イラスト　大野直人

【読む常備薬】
いちばんわかりやすい過敏性腸症候群
もう悩まない！ おなかの不調との付き合い方

2020年9月20日　初版印刷
2020年9月30日　初版発行

監　修　伊藤克人
発行者　小野寺優
発行所　株式会社河出書房新社
　　　　〒151-0051　東京都渋谷区千駄ヶ谷2-32-2
　　　　電話　03-3404-1201（営業）
　　　　　　　03-3404-8611（編集）
　　　　http://www.kawade.co.jp/

印刷・製本　大日本印刷株式会社

Printed in Japan
ISBN978-4-309-29098-0